GINÁSTICA DOCE
e
YOGA para Crianças

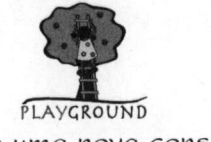

livros para uma nova consciência

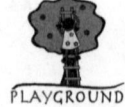 **PlayGround** é um selo da Editora Ground dedicado ao desenvolvimento do bebê e da criança nas áreas da saúde, alimentação, técnicas corporais, brincadeiras, relaxamento e cooperação.

Claude Cabrol – Paul Raymond

GINÁSTICA DOCE
e
YOGA para Crianças

(Método *La Douce*)

Tradução
Alice Mesquita

EDITORA GROUND

© 1987 Les Publications Graficor Inc., Montréal, Canada
TÍTULO ORIGINAL: La Douce - Méthode de gymnastique douce
et de yoga pour enfants by
Claude Cabrol & Paul Raymond
© da tradução: 2012 Editora Ground

SUPERVISÃO DA EDIÇÃO : Lise Benoit
PROJETO : Annie Pencrech
ILUSTRAÇÕES : Roberto Dolbec
REVISÃO E EDITORAÇÃO : Antonieta Canelas
CAPA : Niky Venâncio

F954b
Cabrol, Claude; Raymon, Paul

Ginastica doce e yoga para crianças – Método La Douce / Claude Cabrol e Paul Raymond ; trad. Alice Mesquita ; [ilustrações de Roberto Dolbec]. – São Paulo : Ground, 2012.

ISBN 978-85-7187- 224-0

1. Yoga – Literatura infanto-juvenil. 2. Ginástica I. Título.

03-1901		CDD: 614.7133
		CDU: 614.71-072.5
17.04.12	23.04.12	007132

Direitos reservados:
EDITORA GROUND LTDA.
Rua Lacedemônia, 87 – Jd. Brasil
04634-020 São Paulo - SP
Tel.: (11) 5031.1500 - Fax: (11) 5031.3462
vendas@ground.com.br
www.ground.com.br

AGRADECIMENTOS

Agradecemos calorosamente ao Sr. Pierre Cros por nos ceder seu talento de jovem fotógrafo.

Um sincero muito obrigado a todos os alunos e, particularmente, a Carole e Florent, nossos dois maravilhosos cúmplices.

PREFÁCIO

A criança é instável e às vezes se torna introvertida? A Ginástica Doce a tranquiliza e desperta para o que a rodeia.

A criança está cansada e com dificuldade em se concentrar? A Ginástica Doce a acalma e relaxa.

A criança tem dificuldade de aprendizado? A Ginástica Doce a ajuda a superar seus problemas harmonizando "saber" e "ser".

A Ginástica Doce é uma ferramenta indispensável para pais e professores que se preocupam com o desenvolvimento da criança. Este método é uma bem-sucedida união de exercícios de Ginástica Suave e de Yoga, que ajuda a criança a crescer com tranquilidade e se maravilhar com as extraordinárias possibilidades de seu corpo.

Apesar da extrema eficácia, a Ginástica Doce não pretende ser um modelo e muito menos uma receita milagrosa. Fácil de seguir, o método propõe simplesmente uma variedade de exercícios divertidos, especialmente elaborados para crianças de 3 a 9 anos.

A Ginástica Doce é o resultado de uma experiência de trabalho pensado e vivido com entusiasmo por um terapeuta corporal (cinesioterapeuta, especialista em RPG, osteopata, sofrologista) e uma professora, conselheira pedagógica da Escola Normal de Montpellier na França. O nome do método – *La Douce* (Ginástica Doce) – foi dado por crianças que desfrutam de seus benefícios há algum tempo.

SUMÁRIO

Capítulo 1

A GINÁSTICA DOCE NA ESCOLA e EM CASA, 13

1.1 Porquê?, 13
1.2 Como?, 17
1.3 Quando?, 20

Capítulo 2

O CORPO, 25

- **CADERNO DE EXERCÍCIOS**, 29

Capítulo 3

A RECENTRAÇÃO, 31

3.1 Exercícios para recentrar, 32

Capítulo 4

O DESPERTAR, 35

4.1 Exercícios para acordar e estimular, 36

Capítulo 5

O EQUILÍBRIO, 39

5.1 Exercícios de equilíbrio, 40

Capítulo 6

O RELAXAMENTO, 45

6.1 Exercícios para relaxar, 46
6.2 Relaxamento através das posturas de Yoga, 49

Capítulo 7

A RESPIRAÇÃO, 51

7.1 Trabalho consciente com sua respiração, 52
7.2 Respiração a partir de imagens, 54
7.3 Respiração a partir de desenhos, 57
7.4 Jogos com o sopro, 58

SUMÁRIO

Capítulo 8

AS EXTREMIDADES, 61

8.1 O corpo, 62
8.2 O rosto, 67
8.3 As mãos, 69
8.4 Os pés, 72
8.5 Os olhos, 74
8.6 O nariz, 78
8.7 A boca, 79
8.8 As orelhas, 82

Capítulo 9

A CINTURA ESCAPULAR, 83

9.1 Posturas, 84
9.2 Movimentos, 86

Capítulo 10

A CINTURA PÉLVICA, 89

10.1 Posturas, 90
10.2 Movimentos, 94

Capítulo 11

A COLUNA VERTEBRAL, 99

11.1 Posturas, 100
11.2 Movimentos, 103

Capítulo 12

A GINÁSTICA LENTA e A GINÁSTICA NÃO VOLUNTÁRIA, 109

12.1 A Ginástica Lenta, 110
12.2 A Ginástica Não Voluntária, 111

Capítulo 13

A GINÁSTICA PASSIVA e A MASSAGEM

13.1 A Ginástica Passiva, 113
13.2 A Massagem, 116

SUMÁRIO

Capítulo 14

A VISUALIZAÇÃO, 119

14.1 Formação de imagens mentais a partir da concentração, 120
14.2 Formação de imagens mentais a partir de estímulos diversos, 122

● **CADERNO DE SESSÕES COMPLETAS,** 127

Capítulo 15

AS SESSÕES COMPLETAS, 129

CADERNO DE ATIVIDADES CONECTADAS
A sensorialidade, as mandalas e a descoberta do corpo, 143

Capítulo 16

SENSORIALIDADE: O CORPO, 145

16.1 Expressão e comunicação, 145
16.2 Movimentos, 147
16.3 Atividades plásticas, 148

Capítulo 17

SENSORIALIDADE: O ROSTO, 149

17.1 Expressão e comunicação, 149
17.2 Atividades plásticas, 151

Capítulo 18

SENSORIALIDADE: TOCAR COM AS MÃOS, 153

18.1 Expressão e comunicação, 153
18.2 Exercícios sensoriais, 155
18.3 Atividades plásticas, 158

Capítulo 19

SENSORIALIDADE: TOCAR COM OS PÉS, 159

19.1 Expressão e comunicação, 159
19.2 Exercícios sensoriais, 161
19.3 Atividade plástica, 162

SUMÁRIO

Capítulo 20

SENSORIALIDADE: VER, 163

20.1 Expressão e comunicação, 163
20.2 Exercícios sensoriais, 164
20.3 Atividade plástica, 166

Capítulo 21

SENSORIALIDADE: SENTIR, 167

21.1 Expressão e comunicação, 167
21.2 Exercícios sensoriais, 168
21.3 Atividade plástica, 170

Capítulo 22

SENSORIALIDADE: PALADAR, 171

22.1 Expressão e comunicação, 171
22.2 Exercícios sensoriais, 172

Capítulo 23

SENSORIALIDADE: OUVIR, 173

23.1 Expressão e comunicação, 173
23.2 Exercícios sensoriais, 175
23.3 Atividades artísticas, 178

Capítulo 24

SENSORIALIDADE: O SENTIDO CINESTÉSICO, 179

24.1 Exercícios sensoriais, 179

Capítulo 25

AS MANDALAS, 181

25.1 Criação de mandalas, 181
25.2 Utilização das mandalas, 182
25.3 Exemplos de mandalas, 183

Capítulo 26

A DESCOBERTA DO CORPO, 189

Índice Geral, 190

Índice Remissivo, 205

CAPÍTULO 1
A GINÁSTICA DOCE NA ESCOLA e EM CASA

1.1 PORQUÊ?

Muitas crianças apresentam resultados escolares insuficientes. Será por falta de aptidão?

Em geral, o sistema educativo preocupa-se mais com o "saber" do que com a própria criança e separa o corpo do espírito. Valoriza o conhecimento sem levar em conta as necessidades físicas e psicológicas da criança.

Esta divisão lança as crianças no círculo vicioso do fracasso desde muito cedo. Basta a primeira nota má e eis que já se sentem rejeitadas. Imediatamente se fecham em si mesmas, recusando-se a estudar e acumulando maus resultados. Portanto, não é de se espantar que muitas crianças sintam algum tipo de "mal-estar". E não é de se surpreender que ao chegarem à idade adulta, muitos se sintam mal dentro de sua própria pele.

A Ginástica Doce pode devolver as crianças ao bom caminho. Ela favorece a explosão do "ser", permitindo aos jovens a descoberta de si mesmos, de explorarem seu corpo e de se expressarem.

Com a Ginástica Doce, os jovens deixam de ser simples receptáculos de conhecimentos; eles são também um braço, uma perna, um sistema respiratório... Esta simbiose facilita o aprendizado. Ao sentirem-se bem consigo mesmo, os pequenos assimilam mais facilmente o que até então representava um verdadeiro quebra-cabeças.

O corpo em imagem

Mas não é só a escola que observa o ser humano através de uma luneta estreita. Há uma quantidade de instituições que se consagram ao desenvolvimento do indivíduo através de um único viés, que pode ser emocional, fisiológico, relacional ou espiritual.

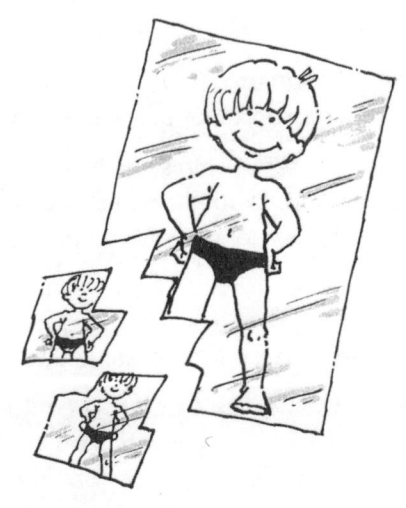

A Ginástica Doce considera a criança e o adulto como um holograma. Ainda que esta foto em três dimensões se seccione em duas, cada uma das partes reflete a imagem inteira. Se a foto se quebrar em mil pedaços, cada fragmento continuará a representar a imagem completa. O Homem parece um holograma: ele é um todo (indivisível)!

A GINÁSTICA DOCE NA ESCOLA e EM CASA

Dois inimigos inseparáveis: estresse e prazer

De que forma o ser humano se adapta às diferentes circunstâncias de todos os dias? Lançando mão de duas correntes antagônicas e complementares ao mesmo tempo: estresse e prazer.

Todos têm necessidade tanto de um quanto de outro. Sem estresse, a vontade de sobreviver desaparece; sem prazer, os centros de interesse se desfazem no ar.

Os níveis de estresse e de prazer variam continuamente e para compensar as faltas, a pessoa estoca estes dois tipos de energia sob a forma de tensão e de relaxamento.

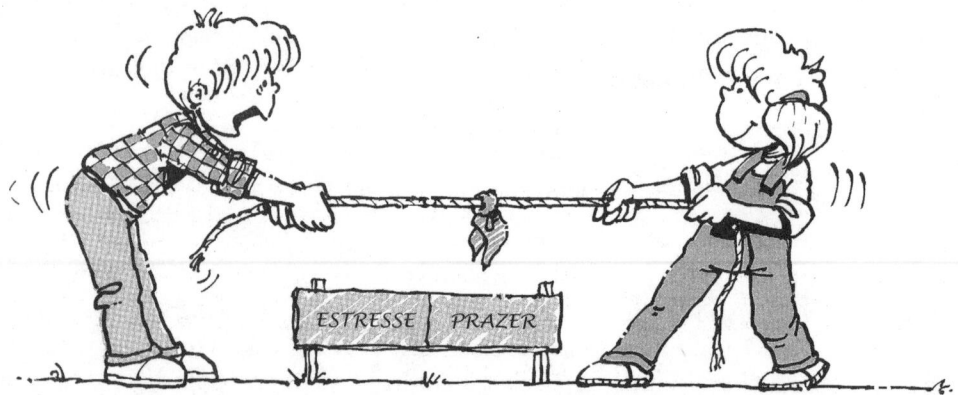

Quando a necessidade se faz sentir, a criança ou o adulto buscam no seu reservatório de recursos a energia necessária para relaxar ou se gratificar. Recorrer ao estresse e ao prazer é uma forma de preservar a vida. No entanto, o estresse usa prematuramente as habilidades enquanto o prazer as regenera.

Infelizmente, hoje tudo acontece como se alguém tivesse embaralhado as cartas. O ritmo da vida atual permite estocar estresse em maior quantidade que prazer.

Por serem mais intensas, as energias do estresse se acumulam e coagulam no organismo. Quando não são eliminadas criam tensões em determinados músculos. Para o corpo manter a liberdade de movimentos, outros músculos se enfraquecem.

Os diferentes tipos de ginástica tentaram tonificar os músculos enfraquecidos, sem contudo levar em conta as causas deste enfraquecimento. Tentaram igualmente, relaxar cada músculo enrijecido, gerando o enrijecimento em outras partes do corpo.

A Ginástica Doce não contorna este problema. Em vez de deslocar as tensões de uma parte do corpo para outra, preconiza o relaxamento para equilibrá-las antes de fazê-las desaparecer completamente.

Qual o melhor médico para o organismo? O próprio organismo!

O corpo é o seu melhor médico. Por si só, pode compensar as deficiências. Sabemos que diante de uma tensão de origem física ou psicológica, o organismo se empenha para preservar as funções vitais (respiração, liberdade de movimento, etc.).

Quanto mais flexível e descontraído estiver o corpo, mais rapidamente consegue reagir a um estado de alerta, socorrendo uma articulação afetada e organizando de forma diferente os papéis e funções das outras articulações. No entanto, se estas articulações estiverem enfraquecidas e doloridas, o organismo acaba por concentrar a tensão em lugares mais frágeis, causando um indescritível mal-estar.

O caso de Natália: uma tensão de origem física

Para ilustrar este trabalho do corpo, vamos examinar o caso de Natália, uma menina de 4 anos. Ela caiu e fraturou o tornozelo. Esta lesão causou uma sequela que se traduz por uma ligeira tensão no pé.

Mas Natália não quer mancar e por isso, gira o pé para dentro, desloca o quadril, encurva a região lombar, torce a coluna e levanta os ombros.

Todos estes ajustes são feitos de forma inconsciente. Se não forem corrigidos, ela corre o risco de, mais tarde, sofrer de artrose lombar ou cervical, de bloqueio do quadril, do joelho ou dos ombros. Com a falta de flexibilidade, seu corpo não poderá mais recuperar as articulações afetadas pela má postura de forma efetiva.

O caso de Alberto: uma tensão de origem psicológica

O caso de Alberto tem outra origem. Este menino de 2 anos está ansioso para conhecer seu irmãozinho, de quem tanto ouviu falar durante nove meses. Mas o parto foi difícil e a mãe, enfraquecida, tem que ficar mais tempo no hospital. O bebê vai para a incubadora.

Depois, tudo voltou ao normal..., com exceção de Alberto. Ele se pergunta porque sua mãe o abandonou por tanto tempo, porque seu irmãozinho se recusou a ir para casa e ainda porque depois que o bebê chegou, seus pais se preocupam tanto com ele.

Após alguns dias, Alberto fica agressivo com o bebê e volta a fazer pipi na cama. Sob o peso de suas frustrações, começa a erguer progressivamente os ombros e projetá-los para a frente. A região lombar entra e as costas se arredondam...

A Ginástica Doce pode ajudar a evitar que ele desenvolva problemas de ordem física e psicológica mais tarde. Ao adotar uma boa postura, as tensões acalmam, dando-lhe oportunidade para encarar a chegada do irmãozinho de maneira mais positiva. Sentindo-se bem consigo mesmo, Alberto poderá retirar de seus inumeráveis recursos a energia necessária para ultrapassar o problema.

Yoga para crianças?

A Ginástica Doce fundamenta-se em parte no Yoga. Esta forma de expressão corporal é mais do que uma técnica que conduz ao bem-estar físico e mental. Ela é uma forma de conceber a vida.

A introdução do Yoga na Ginástica Doce dirige-se aos pais e educadores. Convidamos vocês a utilizá-la na prática cotidiana para que realizem plenamente sua missão: ensinar as crianças a se desenvolverem alegres e felizes.

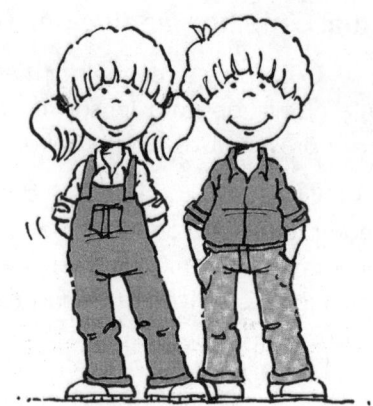

1.2 COMO?

A Ginástica Doce fundamenta-se em leis, mas isso não significa que seja rígida. Dentro das regras de funcionamento existe liberdade para adaptar os exercícios em função de suas necessidades, assim como das necessidades das crianças.

As leis

- Experimentar os exercícios para adquirir a segurança necessária no momento da demonstração.
- Dosar atentamente os exercícios e os encadeamentos, começando pelo mais fácil e progredindo para o mais difícil.
- Manter o diafragma livre (respiração) na hora dos exercícios.
- Evitar apoiar-se sobre uma região contraída para fazer os exercícios. Se a criança sentir dor, significa que seu trabalho não foi bem feito: é sinal de tensão.
- Banir qualquer noção de competitividade consigo ou com os outros.
- Respeitar o ritmo, a evolução e as necessidades de cada um.
- Procurar sensações agradáveis para chegar ao relaxamento e transmitir um sentimento positivo para o dia a dia.
- Nunca forçar os músculos, pelo contrário, procurar sempre descontraí-los.

Perto de 300 exercícios!

Os exercícios sugeridos não requerem nenhuma aparelhagem complicada, exigem apenas paciência e repetição para conduzir a criança à harmonia com seu corpo. Além de anular os efeitos nocivos das más posturas e tensões acumuladas, estes exercícios agem ativamente sobre a musculatura, estimulam a respiração e melhoram a circulação da energia no organismo.

1. A recentração (Capítulo 3)

Os exercícios de recentração convidam a criança, de forma progressiva, a fixar sua atenção dentro de si, a retomar contato com seu corpo e passar em revista suas articulações menores. Em lugar de ser apenas locatária, ela se torna proprietária de seu organismo.

Esta forma de pensar lhe fornece os instrumentos para se individualizar. A criança para de se dispersar e aprende a se concentrar e a viver em harmonia consigo mesmo.

2. O despertar e o equilíbrio (Capítulos 4 e 5)

Para manter a criança em um estado de alerta no corpo e no espírito, a Ginástica Doce propõe exercícios de equilíbrio e despertar. Eles contrabalançam a energia positiva e negativa da criança e estimulam as diferentes partes do seu corpo.

3. O relaxamento (Capítulo 6)

Os exercícios de relaxamento estimulam a criança a se descontrair. Invadida por uma sensação de bem-estar, ela percebe de forma mais positiva o que a rodeia. Em lugar de se fechar em si mesma, ela se abre interagindo em seu ambiente tanto como ator quanto como espectador.

Os exercícios de relaxamento dirigem-se aos sentidos. Conduzem as crianças à descoberta de seu corpo e suas inúmeras possibilidades.

4. A respiração (Capítulo 7)

É através da respiração que o indivíduo recebe, conserva ou descarta as tensões. O ato respiratório é o espelho do corpo, o reflexo do que cada um vive. A menor ação, pensamento ou sensação modifica imediatamente seu ritmo.

São poucas as pessoas que sabem respirar bem, ou melhor, que sabem utilizar as possibilidades da expiração tanto quanto da inspiração. Resultado: má oxigenação do organismo, fonte de muitos males.

A Ginástica Doce pretende mostrar à criança como tomar conta de sua respiração. Não há nada de mágico nisto. Com a ajuda de exercícios direcionados para a caixa torácica, ela adquire facilmente os reflexos necessários.

5. As extremidades e as grandes articulações (Capítulos 8 a 11)

A Ginástica Doce propõe exercícios corporais específicos para as extremidades (cabeça, mãos, pés), para a cintura escapular (omoplata, clavícula, úmero), para a cintura pélvica (bacia, fêmur, sacro) e para a coluna vertebral. Estes exercícios que manipulam os membros, os músculos e as articulações compõem-se principalmente de posturas e movimentos.

As posturas facilitam o alongamento dos músculos, de forma parcial ou total. Elas ensinam ao corpo como relaxar uma articulação enquanto uma outra parte do organismo está trabalhando.

Os movimentos por si só já servem para descontrair uma articulação. Quando são bem executados, provocam bocejos, suspiros e uma necessidade de espreguiçar-se... que são sinais de relaxamento.

6. A Ginástica Lenta e a Ginástica Não Voluntária (Capítulo 12)

Sendo ao mesmo tempo postura e movimentos, a Ginástica Lenta e a Ginástica Não Voluntária provocam relaxamento muscular e sensação de descontração. As crianças adoram estas duas formas de ginástica porque estimulam a espontaneidade e deixam o corpo agir à vontade.

7. A Ginástica Passiva e a massagem (Capítulo 13)

Através do contato orientado com o corpo de outro colega, a Ginástica Passiva e a massagem permitem às crianças se descobrirem. Graças ao efeito espelho, cada um pode perceber melhor seu próprio corpo, dimensões, peso e volume (esquema corporal).

Estas práticas ensinam também a suavidade e o domínio do gesto (coordenação). Elas acrescentam valores através da descoberta e do aprendizado da atitude de "fazer o bem" e, por outro lado, ensinam o prazer de receber.

8. A visualização (Capítulo 14)

Os exercícios de visualização ensinam como soltar a criatividade e a imaginação sem se ater a modelos conhecidos. Dentro de sua mente, a criança compõe as imagens que a seduzem e que a convidam a ultrapassar os limites de seu pequeno mundo.

9. Atividades relacionadas (Capítulos 16 a 26)

A última parte deste livro é consagrada às atividades que completam harmoniosamente os exercícios de Ginástica Suave e Yoga. Apresentadas sob a forma de jogos ou brincadeiras, estas atividades requerem acessórios. Ademais de distraírem as crianças, elas despertam os sentidos (tato, vista, olfato, audição, cinestesia) permitindo-lhes formar uma imagem completa de seu corpo (esquema corporal). Graças às mandalas (desenhos circulares em forma de rosácea), a criança aprende a estruturar as sensações e organizar os conhecimentos guardados na memória.

Um método fácil de seguir

Estes são todos os ângulos deste programa! Pode parecer árduo, mas não é! Conselhos práticos vão orientá-lo durante a trajetória.

As ilustrações que acompanham os exercícios não devem ser consideradas como modelos. Não force as crianças a se limitarem a eles e alcançar a perfeição! Estes desenhos têm como único objetivo ajudar a compreender os movimentos e as posturas a executar, facilitando sua demonstração.

A GINÁSTICA DOCE NA ESCOLA e EM CASA

1.3 QUANDO?

Um método fácil de seguir

Seja você um educador ou pai, a flexibilidade do método permite escolher os exercícios de acordo com as necessidades das crianças e do tempo disponível. Você está limitado por um programa escolar sobrecarregado? Alguns minutos são o suficiente para estimular seus alunos ou descontraí-los, para torná-los mais receptivos ou simplesmente relaxar os músculos tensionados por um esforço intelectual constante.

Em casa, a Ginástica Doce permite partilhar momentos de cumplicidade privilegiados com seus filhos. Os exercícios serão como oásis ou momentos de parada no tempo, dos quais você e as crianças saberão usufruir enormemente.

Sem dúvida já reparou que as crianças às vezes se mostram hiperativas quando deveriam estar calmas, e ficam tranquilas quando deveriam estar dinâmicas. A Ginástica Doce propõe uma série de exercícios que ajudam a adotar uma atitude adequada.

De manhã, quando a criança está calma e tranquila, talvez até mesmo sonolenta, a Ginástica Doce desperta. Mais tarde, quando está ativa, agitada, mexendo em tudo, a Ginástica Doce ajuda a relaxar e a recentrar. Quando se mostra ativa, alegre, criativa ou melancólica, triste e taciturna, a Ginástica Doce equilibra os humores.

Os exercícios de recentração, despertar, equilíbrio e relaxamento são objeto de capítulos distintos. Haverá menção no título do exercício, caso outros movimentos descritos em seções subsequentes sirvam para as mesmas finalidades.

A Ginástica Doce pode ser praticada em qualquer tempo. Estes pequenos momentos agradáveis se integram maravilhosamente dentro do programa do dia e quebram a monotonia, inimiga de muitas atividades.

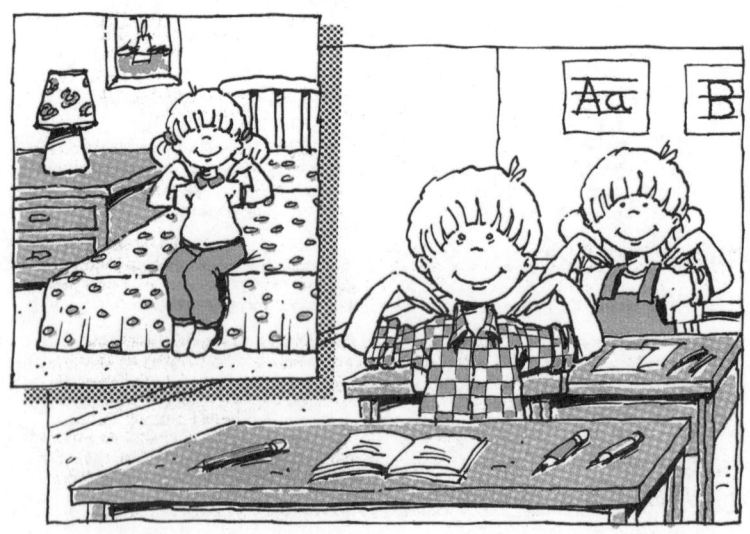

Sessões completas

Tal como os pequenos exercícios práticos executados como uma "quebra de ritmo", as sessões da Ginástica Doce podem acontecer em qualquer lugar e em qualquer momento do dia.

Com uma duração que varia entre vinte e trinta minutos, estas sessões trabalham todas as partes do corpo. Elas devem sempre se desenvolver em três fases. A primeira, a fase preparatória, se compõe de exercícios que propiciam a atenção, a concentração e a recentração.

A segunda fase, ativa, focaliza as extremidades, a cintura escapular, a cintura pélvica e a coluna vertebral. Nesta fase, são praticadas as massagens, as posturas, os movimentos e os exercícios de equilíbrio e a respiração.

Ao final, a fase passiva, é um tempo de relaxamento. A criança executa alguns movimentos e adota posturas que lhe aportem um sentimento de bem-estar e descontração.

É desejável programar ao menos duas sessões de Ginástica Doce por semana. Isto pode parecer muito, mas não tenha receio, as crianças vão querer fazer a Ginástica Doce todos os dias.

1. O papel do adulto

Como assegurar o sucesso de uma sessão? De início, é indispensável que o adulto faça parte da brincadeira para dividir seu entusiasmo com a criança. De fato, quando as relações entre as crianças e o adulto são harmoniosas, a Ginástica Doce torna-se um momento excepcional no plano da comunicação verbal e não verbal. Essa cumplicidade facilita o aprendizado dos movimentos e das posturas, tornando a sessão ainda mais rica.

Se você for o condutor, use um tempo para estabelecer uma relação com a criança e lhe dar toda a liberdade de agir, para que ela se sinta confiante e possa se comunicar.

Explique bem as regras com uma voz suave, encorajante e jovial. Evite agir com autoridade, mas saiba fazer-se respeitar.

O ritmo dos movimentos deve seguir o ritmo da voz; este suporte verbal faz toda a diferença e propicia a boa execução de um exercício. Um tom harmonioso e cadenciado ajuda a criança, embalando e estimulando. Não tenha receio em utilizar onomatopeias (chut, vrum..) para quebrar a monotonia de um ritmo.

Você vai constatar que, em alguns momentos, as palavras se tornam inúteis. Então, é preciso apenas fazer movimentos para as crianças imitarem. Em outras ocasiões, a criança vai sentir necessidade de falar. Vai reproduzir o som de sua voz, imitar suas expressões e mímicas. É bom deixá-las à vontade e aceitar a inversão dos papéis.

A GINÁSTICA DOCE NA ESCOLA e EM CASA

Esta última observação é muito importante. Às vezes é difícil para o adulto perceber que a criança controla a sessão. No entanto, este fato significa que ela se sente à vontade e que vê em você um cúmplice em lugar de uma autoridade. Mais ainda, se a criança se sentir confortável com a Ginástica Doce, estas mudanças de papel vão ocorrer com frequência. Isto é o que faz com que cada sessão seja diferente uma da outra. Despertos e com entusiasmo, os jovens podem questionar seus gestos ou os deles. Calmos e relaxados, obedecerão docilmente suas orientações.

Quando em grupo, algumas crianças podem se apresentar como voluntárias para ajudar os mais jovens ou mais desajeitados. Estas atitudes são saudáveis e você deve encorajá-las.

Um último conselho: evitar as sessões muito longas e escolher cuidadosamente o jogo ou brincadeira quando a criança mostrar sinais de cansaço. Os jogos não são tempo perdido, são ferramentas eficazes para captar a atenção das crianças.

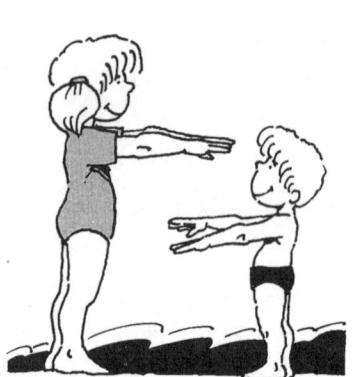

2. Composição de uma sessão

Dependendo do dia e do humor, você pode querer montar uma sessão que corresponda às preocupações do momento. Esta lista é fácil de elaborar, você deve apenas respeitar as três fases obrigatórias (preparatória, ativa e relaxante) e escolher os exercícios nos diferentes capítulos do livro.

Fase preparatória:

- Um momento de recentração (Capítulo 3).

Fase ativa:

- Um exercício trabalhando as extremidades (Capítulo 8);
- Um exercício para a cintura escapular (Capítulo 9), outro para a cintura pélvica (Capítulo 10);
- Uma postura e um movimento para a coluna vertebral (Capítulo 11);
- Um exercício de respiração (Capítulo 7);
- Alguns movimentos de equilíbrio (Capítulo 5) e de Ginástica Lenta (Capítulo 12).

Fase relaxante:

- Um exercício de relaxamento (Capítulo 6) e de visualização (Capítulo 14) para terminar a sessão de forma calma e agradável.

A GINÁSTICA DOCE NA ESCOLA e EM CASA

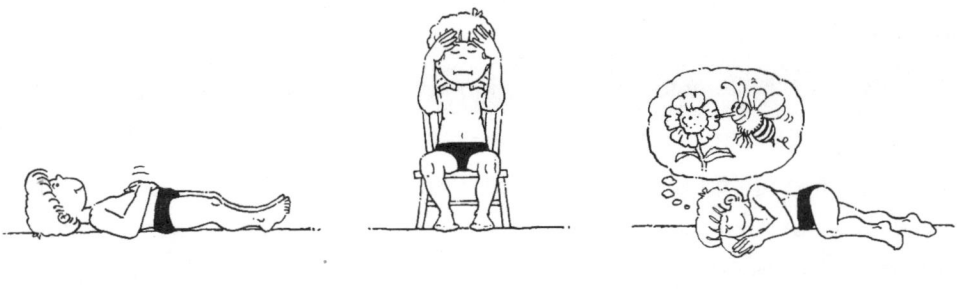

Fase preparatória   *Fase ativa*   *Fase relaxante*

As situações podem variar em função do que a criança tem como vivência, reações de temperamento, disponibilidade psicológica e condição física. Se tiver pouco tempo ou não se sentir em forma, aconselhamos abreviar a sessão. A noção de prazer deve vir em primeiro lugar durante todo o tempo e este prazer deve ser partilhado tanto pelo adulto como pela criança.

As crianças gostam de fazer os exercícios que já conhecem bem. Aproveite para que executem os mesmos movimentos de uma sessão para outra. Isto será de grande benefício, porque o sucesso da execução se obtém através da repetição. Não introduza novos exercícios para diversificar ou enriquecer as sessões.

3. Preparação

Antes da sessão:

- Arejar o ambiente;
- Verificar a temperatura ambiente;
- Colocar, com a ajuda da criança, tapetes ou outros substitutos;
- Usar cortinas para criar uma atmosfera de introspeção;
- Preparar, se for o caso, o material necessário (música, imagens, lenços);
- Convidar a criança a ir ao banheiro e assoar o nariz;
- Pedir-lhe para tirar os sapatos e remover os acessórios que podem interferir nos seus movimentos (presilhas, cintos, óculos);
- Assegure-se de que a criança tem espaço suficiente para se deitar confortavelmente.

Após a sessão:

- Arejar o quarto;
- Sacudir os tapetes;
- Armazenar o equipamento com a ajuda da criança.

4. Do início ao fim

Cada sessão é diferente da anterior. No entanto, algumas técnicas são aplicadas a todas elas.

- Invista sua energia para criar um clima de cumplicidade com a criança.
- Execute os movimentos, posturas e posições antes da criança para tranquilizá-la.
- Evite falar demais.
- Faça uso de imagens, ou imitações de animais ou objetos (use os títulos dos exercícios como ponto de partida) para cativar a atenção dos pequenos.
- Peça para a criança executar os movimentos de forma lenta e suave.
- Não mantenha as posturas por muito tempo.
- Elimine qualquer ideia de competição contra ela mesma, o adulto ou os seus companheiros, se estiver em um grupo.
- Pare a sessão assim que a atenção diminuir, a fadiga se instalar ou a diversão desaparecer.
- Escolha exercícios para trabalhar todas as partes do corpo.
- Destine trinta minutos para a sessão, ou mais, se a criança quiser continuar.

Há muitas maneiras de organizar uma sessão. Aqui estão alguns exemplos:

- O adulto executa, a criança comenta (ou o contrário).
- Em grupo, algumas crianças executam os movimentos enquanto as outras assistem e descrevem os exercícios.
- O adulto fala e a criança visualiza com gestos num pequeno ecran interior.
- O adulto executa e fala enquanto a criança observa.
- O adulto fala e a criança executa os exercícios.
- A criança (ou um grupo) fala e o adulto (e alguns voluntários, se quiserem) executam.

5. Exemplos de sessões

Você encontra exemplos de sessões completas no Capítulo 15. Eles vão ajudá-lo a familiarizar-se com o método e observar a reação dos pequenos. Depois de ter adquirido alguma experiência, você mesmo poderá facilmente montar as sessões.

CAPÍTULO 2
O CORPO

Conhecer bem o corpo para fazê-lo trabalhar melhor

Cinco extremidades: a cabeça, as mãos, os pés

Para comunicar-se com tudo que a cerca, a criança usa a cabeça, as duas mãos e os dois pés.

A cabeça permite-lhe ter acesso a todas as informações disponíveis. Sede do cérebro, ela fornece os recursos necessários para bem compreender seu ambiente. É igualmente através desta parte do corpo que penetram duas fontes de energia: o ar e o alimento.

A cabeça se articula através do pescoço. Corredor estreito entre o cérebro e a parte inferior do corpo, o pescoço deve ser flexível para facilitar a qualidade das trocas.

As mãos e os pés são verdadeiras antenas. Sua riqueza em terminações nervosas e vasos sanguíneos, assim como a possibilidade das numerosas articulações, fazem deles instrumentos de extraordinária precisão.

Um complemento: a pele

Com a pele, as cinco extremidades agem tanto como receptores (tocam os objetos, alimentam o corpo, captam os sons, as cores, os sabores) quanto como emissores (falam, se deslocam, se exprimem). Sempre alertas, são com frequência vítimas de numerosas tensões.

Dois apêndices: os olhos e a língua

Os olhos e a língua merecem uma classificação especial: são os únicos órgãos sensitivos que utilizam músculos para cumprir sua função (os olhos se movem graças aos músculos e a língua é um músculo).

Ambos podem se tornar objetos de tensões que acentuam certos problemas de visão (estrabismo, miopia) ou de expressão verbal.

Dois intervalos: a cintura escapular e a cintura pélvica

De forma geral, a cintura escapular e a cintura pélvica não fazem parte de nossas preocupações cotidianas. No entanto, a harmonia dos gestos dependem da sua liberdade de movimento.

A cintura escapular compreende as omoplatas, as clavículas e o úmero, ossos que junto com as vértebras compõem o esqueleto do braço, do ombro ao pescoço. Esta cintura tem bastante mobilidade sendo também muito frágil. Com frequência é afetada pela cabeça, pelas mãos e pelo sistema respiratório, quando estes não cumprem seu papel com eficácia.

O CORPO

A cintura pélvica é composta pelos ossos da bacia, do fêmur e do sacro. Sobre esta região do corpo se apoiam ao mesmo tempo, as partes inferior e superior do organismo. É preciso, portanto, assegurar uma boa estabilidade e capacidade de responder a todas as necessidades do indivíduo.

Um eixo: a coluna vertebral

Peça mestra do corpo humano, a coluna vertebral é um verdadeiro quebra-cabeças de 26 vértebras: cinco cervicais, doze dorsais, cinco lombares, um sacro, um cóccix, um atlas e um áxis (primeira e segunda vértebras do pescoço).

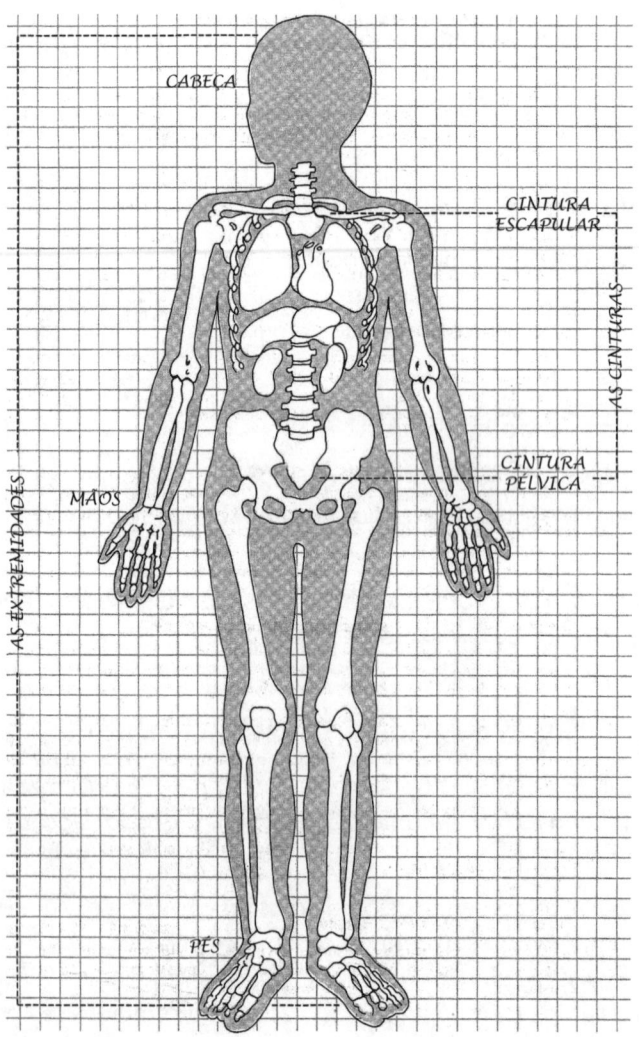

O CORPO

A coluna vertebral é igualmente um tubo flexível que contém a preciosa medula espinhal. Ela deve ser ereta e forte para assegurar uma boa estabilidade, mantendo a leveza e a flexibilidade para permitir maior liberdade de movimento.

A forma da coluna depende dos músculos que a ela se ligam. Reflexo do comportamento de uma pessoa, ela pode sofrer deformações (lordose, cifose, escoliose, etc.).

Um centro: o abdome

O ser humano tem um corpo alongado e uma base estreita. Estas características provocam constantemente um estado de desequilíbrio, sobretudo para a frente. Os músculos posteriores, poderosos e muito desenvolvidos trabalham todo o tempo para impedir o corpo de cair.

O centro de gravidade do corpo se situa no meio do abdome. Quando traçamos uma linha reta que passa pelo centro, ela termina entre os dois pés, adiante dos calcanhares.

Lamentavelmente, as tensões, o estresse e o cansaço deslocam este centro de gravidade. Neste caso, os músculos posteriores fazem um esforço suplementar para consertar a situação.

Todo exercício corporal deve trabalhar para recolocar o corpo na situação ideal. Desta forma, previne a deterioração prematura de certos músculos e dão ao corpo toda a liberdade de movimento que necessita.

A postura

Cada indivíduo adota naturalmente uma postura que lhe é própria. Todavia, a partir dos dois anos, a criança deve apresentar certas características:

Em pé, de frente, com os pés juntos:

- Os grandes artelhos se tocam em todo o comprimento;
- As pernas são retas e as rótulas viradas para a frente; os calcanhares, as barrigas das pernas, os joelhos e o alto das coxas se tocam;
- Existe uma simetria entre o relevo da bacia, as clavículas, os mamilos e o espaço entre os braços e o corpo;
- Os ombros são baixos;
- A cabeça é ereta.

O CORPO

Em pé, de perfil:
- As pernas são retas e os joelhos não estão deslocados para a frente ou para trás;
- Os braços e os cotovelos são retos;
- Visível em toda sua extensão, a coluna vertebral apresenta uma curvatura ligeiramente marcada, longa e sem quebras;
- O ventre é um pouco arredondado;
- As orelhas, os ombros e as cadeiras seguem o eixo que passa na frente dos calcanhares.

Curvando para a frente:
- As pernas são retas, os calcanhares tocam o solo e os joelhos não viram para dentro;
- As mãos podem se apoiar completamente no chão;
- A coluna vertebral adota uma forma arredondada, uma grande curva desde a bacia até a nuca.

Alguns sinais:

O corpo é o reflexo da personalidade e do estado de saúde de um indivíduo.

- Um abdome achatado, ligeiramente arredondado no umbigo é sinal de boa saúde.
- Um abdome mole indica tensão na altura do diafragma e das costas.
- Um ventre proeminente abaixo do umbigo revela tensão do diafragma e da articulação que liga a bacia à coluna vertebral.
- Um ventre encavado acima do umbigo trai uma tensão do diafragma e dos músculos abdominais.
- Um abdome endurecido é sinal de tensão em todo corpo.

CADERNO DE EXERCÍCIOS

CAPÍTULO 3

A RECENTRAÇÃO
Ensine a criança a se concentrar

PORQUÊ?

A criança tem dificuldade em permanecer numa tarefa apenas alguns minutos? Salta de uma atividade para outra e se desinteressa rapidamente? Começa tudo e não termina nada? Os exercícios de recentração corrigem este mau hábito, disciplinam a criança e ensinam como se controlar e se conhecer melhor.

COMO?

- Faça a criança praticar exercícios de concentração, guiando-a através de orientações precisas ou propondo movimentos e posturas.
- Crie um clima propício para a descontração respeitando o ritmo e as necessidades da criança. Evite imposições: mesmo como espectador e testemunha aparentemente passiva, a criança aproveita os exercícios.
- Execute os exercícios junto com a criança; é uma boa forma de transmitir segurança.
- Escolha os exercícios em função da idade e da personalidade da criança.

QUANDO?

Os exercícios de recentração são perfeitamente indicados para antes de qualquer atividade intelectual, física ou sensorial. Eles preparam a criança para prestar atenção e ajudam a se concentrar. Além disso, propiciam a tomada de consciência do próprio corpo e melhor controle dos movimentos.

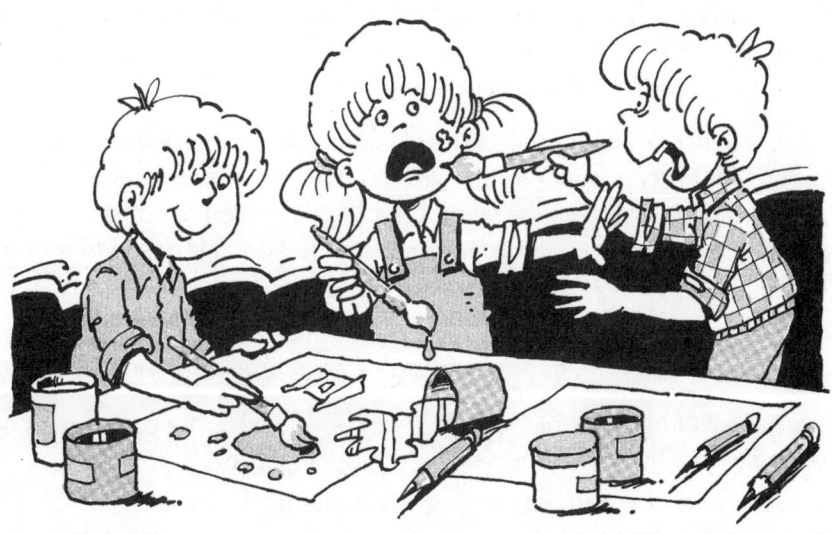

A RECENTRAÇÃO

3.1 EXERCÍCIOS PARA RECENTRAR

1. As pequenas correntes de ar

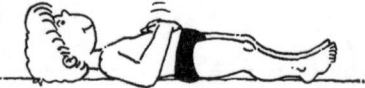

Posição: deitada

- Preste atenção ao ar que entra e sai através das narinas e pela boca ou...
- Inspire e expire o mais longo que puder, o mais rápido que conseguir, seguindo um ritmo sugerido ou...
- Expulse o ar dos pulmões emitindo sons ou...
- Pratique os três níveis de respiração: encha o abdome (mãos sobre a barriga para sentir melhor seu movimento), curve o tórax (mãos sobre as costelas à lateral) e finalmente, levante os ombros (mãos no alto do peito).

Após cada exercício, a criança deve retomar a respiração regular antes de passar à etapa seguinte.

2. "Dizer fazendo"

Posição: deitada confortavelmente

- Não fale, não faça barulho, aprecie o silêncio; respire calmamente.
- "Eu estou deitado e me sinto bem, muito bem. Eu penso no meu corpo, sinto meu corpo encostado na toalha... Penso na minha cabeça, sinto minha cabeça redonda e pesada... Penso no meu pescoço, nos meus ombros, nos meus dois braços, na ponta dos dedos. Volto ao meu peito, sinto o meu tórax que levanta e abaixa lentamente quando respiro... Penso na minha barriga, sinto que se move suavemente... Minhas costas repousam pesadamente sobre o chão, eu sinto que elas afundam no chão... Penso nas minhas nádegas, nas minhas pernas... Eu sinto minhas pernas com os pés, os dedos dos pés... Penso em mim, no meu corpo, em todo o meu corpo... Eu estou calmo, relaxado... Eu me sinto bem."

Estas instruções devem ser passadas lentamente pelo adulto, que as vivencia plenamente com a criança. Sem música ou imagens evocativas para que a criança fique centrada em si mesma. Assim, ela adota espontaneamente sua posição preferida, ficando atenta e relaxada, ao mesmo tempo que desperta e tranquila. Se adormecer, respeite seu sono.

Este exercício pode ser precedido por alguns movimentos. Eles permitem que a criança possa perceber melhor a condição de seu corpo em repouso.

- Saltar, mexer os braços, as pernas e a cabeça; no chão, brincar com as costas, os braços, as pernas, as mãos e os pés de forma silenciosa.
- Acomodar-se e relaxar para começar a exploração.

A RECENTRAÇÃO

3. O burrinho

Posição: deitada

- Preste atenção aos ruídos mais distantes fora do ambiente (pausa);
- Preste atenção aos ruídos mais próximos fora do ambiente (pausa);
- Perceba os ruídos no ambiente: barulho das roupas, tosse, respiração, etc. (pausa);
- Perceba os próprios ruídos, a passagem do ar pelas narinas, movimentos na barriga, talvez o coração (pausa);
- "Agora que estou dentro de mim, sinto que estou bem. Minhas pernas estão pesadas, meus braços estão pesados, eu me sinto bem (pausa); minhas pernas estão ficando leves, meus braços estão leves e me espreguiço para todos os lados, bocejando (pausa); eu me levanto devagar."

4. As raízes

Posição: em pé, com os pés ligeiramente afastados

- Balance suavemente o corpo em volta de si mesmo, fazendo o corpo girar a partir dos calcanhares (deixe que os braços conduzam o corpo);
- Cesse o movimento e olhe para o chão diante de si; sinta os dois pés bem plantados no chão ("Eu me sinto firme, bem agarrado e enraizado no chão.");
- Balance suavemente o corpo de trás para a frente, seguindo o ritmo da respiração, tal como um bambu ("Como é gostoso!");
- Relaxe o corpo ("Sinto que estou forte e leve ao mesmo tempo... é uma sensação agradável...").

5. As simetrias

Posição: deitada

- "Meu corpo está esticado ou curvado?"
- "Minha cabeça está inclinada ou voltada para um lado?"
- "Meu braço direito está mais (ou menos) afastado do que o braço esquerdo?"
- "Minha perna direita está mais (ou menos) afastada que minha perna esquerda?"
- "Meu braço direito está mais (ou menos) pesado que meu braço esquerdo? Mais comprido? Maior?"
- "Meu lado direito está mais (ou menos) pesado que meu lado esquerdo? Mais quente? Maior?"

A RECENTRAÇÃO
3.2 OUTROS EXERCÍCIOS

1. O corpo
Capítulo 8, sessão 8.1, exercícios 1, 2, 3, 4, 7, 13, 14.

2. O rosto
Capítulo 8, sessão 8.2, exercício 7.

3. Os olhos
Capítulo 8, sessão 8.5, exercícios 4, 5, 7, 8, 11.

4. O nariz
Capítulo 8, sessão 8.6, exercício 3.

5. As orelhas
Capítulo 8, sessão 8.8, exercícios 1, 2, 3, 5.

6. A respiração
Capítulo 7, sessão 7.1, exercícios 3, 4.

CAPÍTULO 4

O DESPERTAR

Abrir uma porta para o mundo

PORQUÊ?

A chave dos grandes sucessos consiste em manter o espírito alerta e o corpo em forma, em todas as ocasiões. Os exercícios de despertar permitem que a criança atinja esta feliz combinação. Eles distribuem a energia necessária às várias partes do corpo em resposta às mil e uma solicitações da vida cotidiana. Com maior vivacidade física e psicológica, a criança se desenvolve mais rapidamente.

COMO?

Sugira exercícios variados para uma ou várias partes do corpo.

QUANDO?

No início do dia, quando a criança está sonolenta e entorpecida, os exercícios de despertar preparam para o esforço constante, seja intelectual ou físico. Alguns exercícios despertam os sentidos e permitem que a criatividade se manifeste mesmo quando a atenção enfraquece.

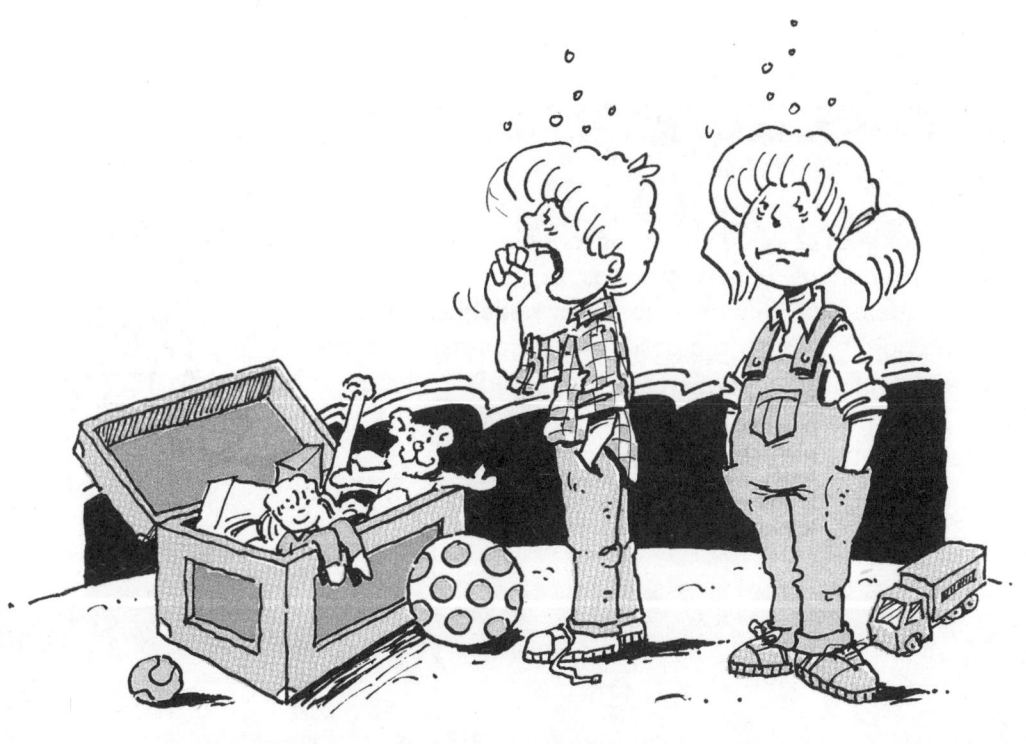

O DESPERTAR
4.1 EXERCÍCIOS PARA DESPERTAR E ESTIMULAR

1. O Buda

Posição: sentada em posição de lótus

- Endireite a coluna vertebral, abaixando os ombros e mantendo a cabeça ereta; respire calmamente.

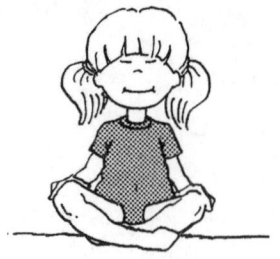

2. O músculo

Posição: livre

- Contraia fortemente o abdome, e depois relaxe; repita algumas vezes.

3. O robô

Posição: livre

- Movimente-se como um robô, execute movimentos irregulares e desengonçados, mexendo todas as articulações.

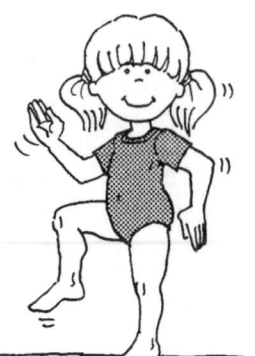

4. Um passeio de carro

Posição: sentada ou ajoelhada

- Movimente as costas de todas as maneiras possíveis (costas redondas, retas, inclinadas, achatadas, encovadas, etc.); sem movimentar as nádegas, curve o corpo para a frente, para os lados e para trás, tentando chegar o mais longe possível; relaxe.

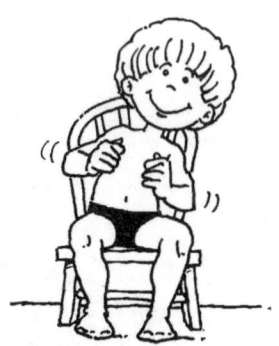

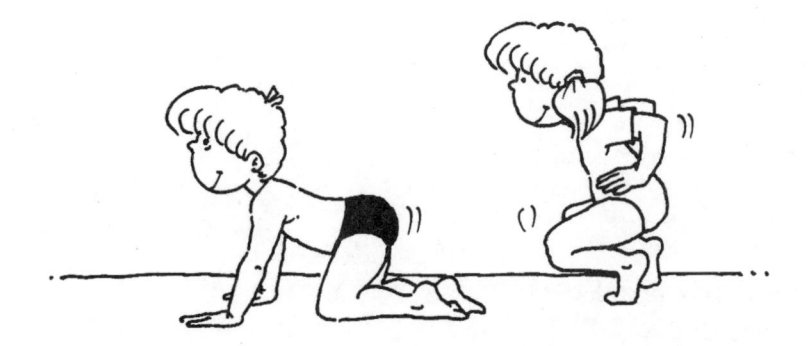

O DESPERTAR

5. O desfile dos bichos

Posição: livre

- Com os pés descalços, imite os movimentos de um pato, um coelho, um gato, um macaco, uma cobra.

O DESPERTAR

4.2 OUTROS EXERCÍCIOS

1. O corpo
Capítulo 8, sessão 8.1, exercícios 2, 3, 6, 8, 9, 15, 17.

2. O rosto
Capítulo 8, sessão 8.2, exercícios 4, 5.

3. As mãos
Capítulo 8, sessão 8.3, exercícios 2, 3, 6, 11.

4. Os pés
Capítulo 8, sessão 8.4, exercícios 1, 3, 4, 6.

5. Os olhos
Capítulo 8, sessão 8.5, exercício 9.

6. O nariz
Capítulo 8, sessão 8.6, exercício 1.

7. A boca
Capítulo 8, sessão 8.7, exercícios 1, 5.

8. A respiração
Capítulo 7, sessão 7.1, exercícios 1, 3, 6; sessão 7.2, exercício 6; sessão 7.4, exercício 4.

CAPÍTULO 5

O EQUILÍBRIO

Encontrar o caminho do meio

PORQUÊ?

Segundo os praticantes de Yoga, há duas formas de energia circulando na coluna vertebral: uma positiva, que ativa o movimento; outra, negativa, que estimula o pensamento. Alguns comportamentos são causados por um desequilíbrio entre estas duas forças. Quando a energia positiva é a dominante, a criança fica agitada. Ao contrário, quando há excesso de energia negativa, a criança tende a ficar sonolenta e apática. De tempos em tempos é bom reequilibrar estas duas forças para tranquilizar ou estimular a criança.

COMO?

Proponha exercícios de equilíbrio.

QUANDO?

De forma geral, os exercícios de equilíbrio são mais apropriados pela manhã, para despertar a energia positiva na criança sonolenta. Mais tarde, quando a agitação e inquietação se manifestam, a energia negativa deve ser estimulada com o objetivo de tranquilizar.

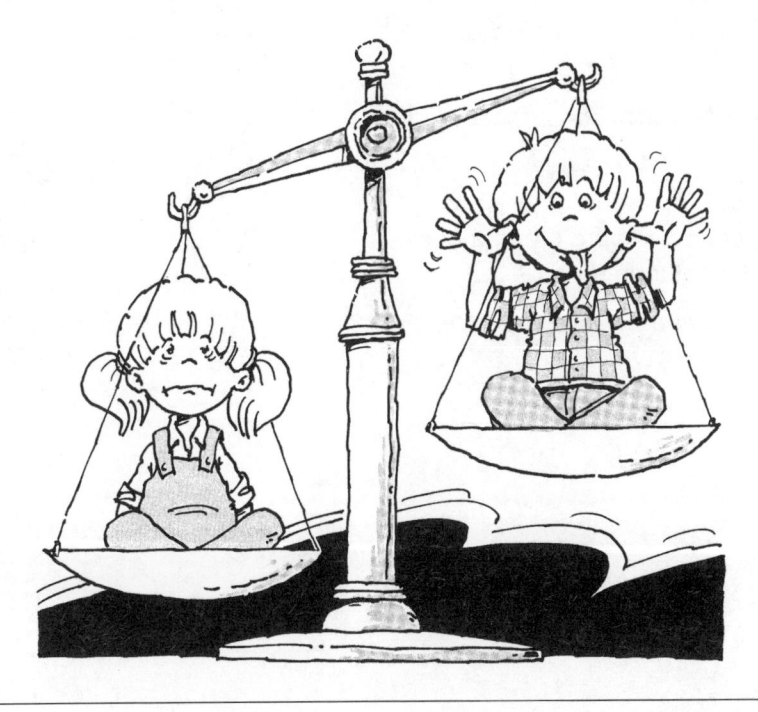

O EQUILÍBRIO
5.1 EXERCÍCIOS DE EQUILÍBRIO

1. Os elevadores

Posição: deitada, a coluna toda encostada no chão, os braços ao longo do corpo

- Inspirando, eleve lentamente a perna direita esticada (o corpo não se mexe) e, expirando, lentamente, leve a perna de volta ao chão (uma única inspiração para elevar e uma expiração para abaixar);
- Repita o exercício duas ou três vezes com uma perna, com a outra, com as duas alternadamente (direita, esquerda);
- *Variante*: na inspiração, levante e abaixe o braço direito ao mesmo tempo que a perna direita; repita alternando o braço esquerdo com a perna direita.

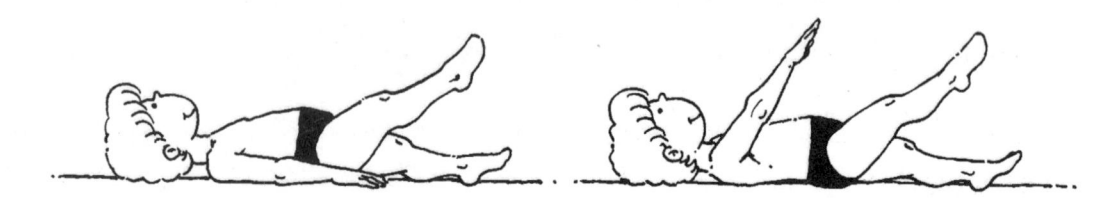

2. A cadeira invisível

Posição: na ponta dos pés, calcanhares unidos, pontas dos pés separadas, costas eretas e braços ao longo do corpo

- Inspire e, expirando, abaixe separando os joelhos;
- Coloque as mãos sobre os joelhos e tente se equilibrar sobre a ponta dos pés; respire naturalmente;
- Levante inspirando; repita o exercício algumas vezes.

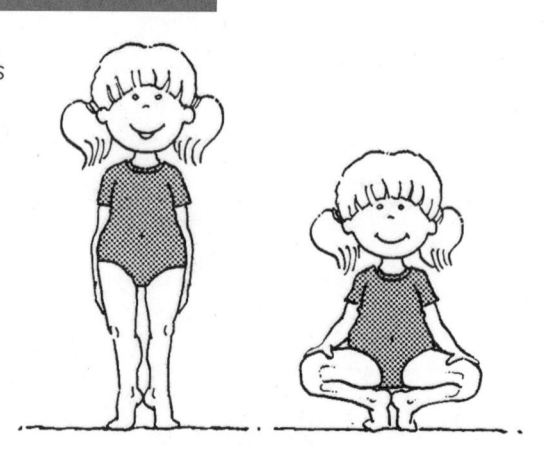

O EQUILÍBRIO

3. As ondas

Posição: sentada no chão. Balançar sobre as nádegas para achar um ponto de equilíbrio

- Inspirando, levante lentamente o braço direito e a perna direita, abaixe expirando;
- Inspirando, levante lentamente o braço e a perna esquerda; abaixe expirando; repita o exercício algumas vezes;
- *Variante*: inspirando, levante lentamente o braço e a perna direitos; permaneça nesta posição durante alguns instantes e repouse expirando; recomece com o braço e perna esquerdos; repita o exercício algumas vezes;
- *Variante*: inspirando, levante a perna direita e o braço esquerdo; mantenha a postura por algum tempo e abaixe, expirando; inspirando, levante lentamente a perna esquerda e o braço direito; repita o exercício algumas vezes.

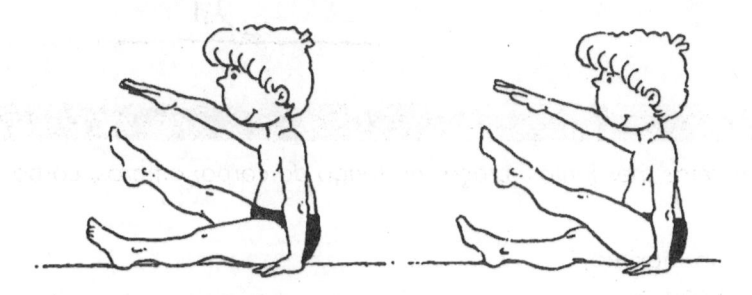

4. A árvore

Posição: em pé, ereta e relaxada, braços ao longo do corpo, pés ligeiramente separados

- Mantendo os pés do chão, deixe o corpo balançar para a frente, para os lados e para trás, da maneira que quiser e o mais longe possível; respire alto imitando o barulho do vento silvando na árvore;
- Incline-se bastante para um lado, levando o peso do corpo para a perna; volte à posição vertical e incline para o outro lado; curve o corpo para a frente, volte a endireitar; curve para trás e volte à posição inicial.

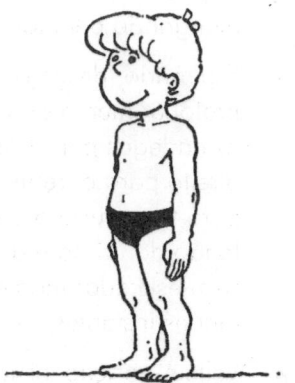

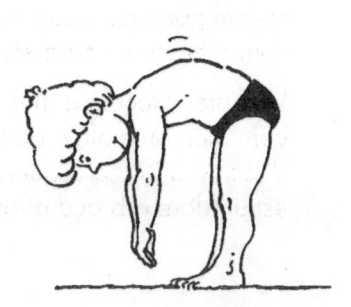

GINÁSTICA DOCE e YOGA para Crianças

O EQUILÍBRIO

5. O desfile das balizas

Posição: em pé, ereta e relaxada, braços ao longo do corpo e pés ligeiramente afastados

- Numa inspiração, levante o pé direito o mais alto possível, dobrando o joelho, abaixe expirando; permaneça sobre os dois pés durante o tempo de uma respiração;
- Repita o mesmo exercício elevando desta vez o joelho esquerdo;
- Repita o exercício mais três ou quatro vezes alternando os lados (direito, esquerdo).

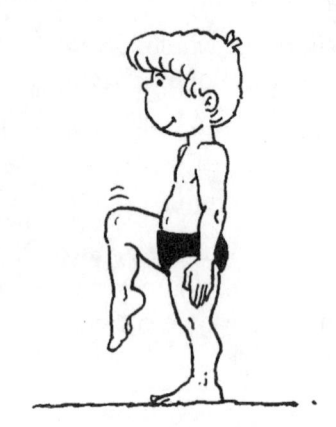

6. O hidroavião

Posição: em pé, costas retas, pés juntos, braços ao longo do corpo; ombros, corpo e rosto relaxados

- Inspirando, estique-se ao máximo, alongando bem todo o corpo;
- Expirando, desça o tórax e a cabeça no prolongamento do corpo, empurrando as nádegas para trás; estenda o braço direito para a frente e a perna direita para trás; deixe o braço esquerdo ao longo do corpo e a perna esquerda bem esticada; mantenha a postura por alguns instantes;
- Volte à posição inicial, expirando, e fique imóvel por alguns segundos; recomece com o braço e perna esquerdos;
- *Variante*: execute o mesmo exercício com membros alternados: a perna direita e o braço esquerdo, ou a perna esquerda e o braço direito.

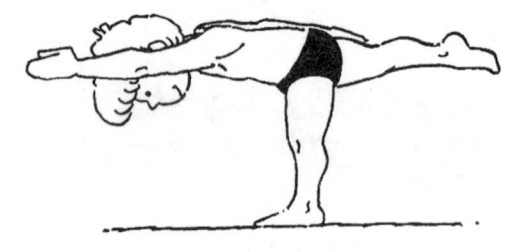

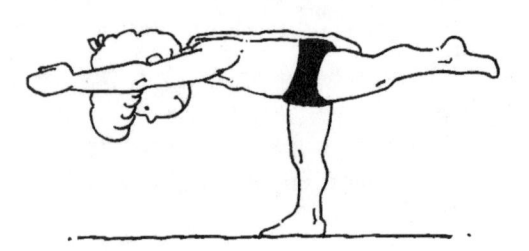

O EQUILÍBRIO

7. A amazona

Posição: em pé, reta e relaxada, braços ao longo do corpo, pés ligeiramente afastados

- Enquanto um pé "afunda" no chão, o outro se torna bem leve e "passeia" por onde quiser; quando o pé estiver cansado, pousa novamente no chão e "afunda"; é a vez do seu amigo, o outro pé, fazer o seu passeio.

A perna que apóia o corpo fica fixa e imóvel. O corpo e o braço movem-se com a outra perna.

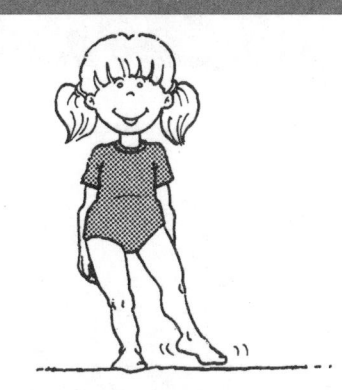

Os exercícios de equilíbrio (4, 5, 6 e 7) devem ser de curta duração. As crianças gostam muito destes exercícios. Para executá-los, podem fechar os olhos ou fixar um ponto à sua frente. É importante um ambiente calmo e relaxante.

8. O motorista

Posição: sentada no chão

- Estenda os braços sem esticá-los completamente e eleve as pernas sem estendê-las completamente; procure um ponto de equilíbrio sobre as nádegas e balance.

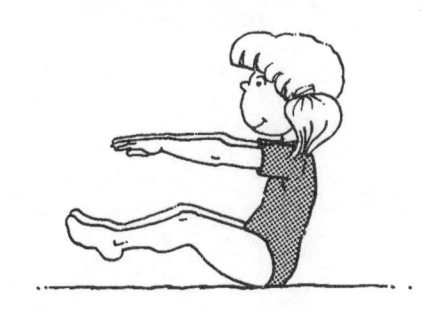

9. O foguete

Posição: em pé, costas retas, pés juntos, braços ao longo do corpo; ombros, corpo e rosto relaxados

- Inspirando, eleve os dois braços na vertical; estique bem a coluna, mantenha a cabeça reta e abaixe ligeiramente o queixo;

- Expirando, incline-se para a frente, a cabeça e os braços no prolongamento do tronco, as nádegas para trás, a cabeça ligeiramente elevada para manter as costas retas (o alto do corpo fica paralelo ao chão); permaneça nesta posição por alguns instantes;

- Inspirando, erga o tronco, a cabeça e os braços; expirando, volte à posição inicial e relaxe; repita o exercício várias vezes.

O EQUILÍBRIO
5.2 OUTROS EXERCÍCIOS

1 A respiração

Capítulo 7, sessão 7.1, exercícios 3, 4, 5.

CAPÍTULO 6
O RELAXAMENTO

Reduzir o estresse e as tensões

PORQUÊ?

As crianças hoje têm os dias de tal forma ocupados que chega a ser extenuante. Portanto não é de se admirar que fiquem nervosas e agitadas. O relaxamento permite dissolver este sentimento de desconforto, desfazendo os focos de resistência e reduzindo o estresse. O relaxamento consegue proporcionar um sentimento de bem-estar e distensão mesmo exigindo concentração e atenção constantes.

COMO?

- Proponha movimentos que levem as crianças a um relaxamento consciente de todos os membros.
- Convide a criança a se deitar ou ficar numa posição confortável (se ela preferir deitar completamente, deixe-a dobrar ligeiramente as pernas). Pergunte se ela quer fechar os olhos ou cruzar os braços sobre o rosto, deixando as mãos caídas ao lado do rosto.
- Se a criança ficar agitada durante os exercícios, toque nela suavemente ou faça massagens delicadas na cabeça.
- Se for necessário, utilize um suporte visual ou musical, isto ajuda às crianças com tendência menos introspectiva, fixadas mais no ambiente externo.

QUANDO?

O relaxamento pode ser praticado tão logo a criança apresente sinais de nervosismo ou falta de atenção. Não exige nenhuma preparação e é indicado para depois de um esforço físico ou psicológico. Não hesite em integrar o relaxamento às suas atividades cotidianas: não é tempo perdido! Ao final de cada sessão, o relaxamento vai facilitar a integração ao nível do sistema corporal. Ele é de longe o melhor suporte para um trabalho com o imaginário.

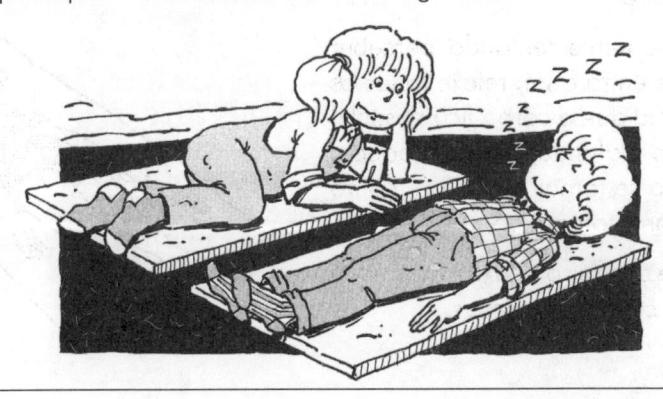

O RELAXAMENTO
6.1 EXERCÍCIOS PARA RELAXAR

O chão duro reduz algumas tensões musculares e nervosas. Além disso, permite que as crianças possam rolar pelo chão sem serem admoestadas. As interdições criam, às vezes, contrações corporais que, infelizmente, podem se acentuar com o tempo.

1. O aviãozinho

Posição: deitada sobre um tapete ou toalha de banho

- Adote a posição fetal de forma espontânea; imite uma lagarta, uma cobra, um gato que se espreguiça e se enrola, um peixe ou uma estrela do mar (estes estiramentos e torções estimulam e relaxam a coluna vertebral);
- Descubra qual a posição em que se sente mais livre e menos tenso;
- Role, engatinhe, ondule, se abra, se feche, se estire e porque não? grite, mie, assobie; depois fique imóvel e aprecie a calma e o relaxamento;
- "Pare o motor", "apague a luz", "desligue o som", perceba no corpo e na cabeça a diferença e o contraste entre o movimento e o repouso, o barulho e o silêncio.

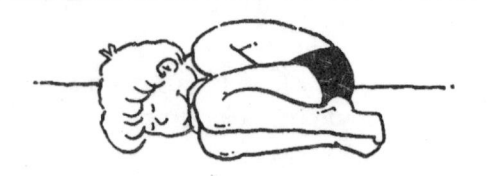

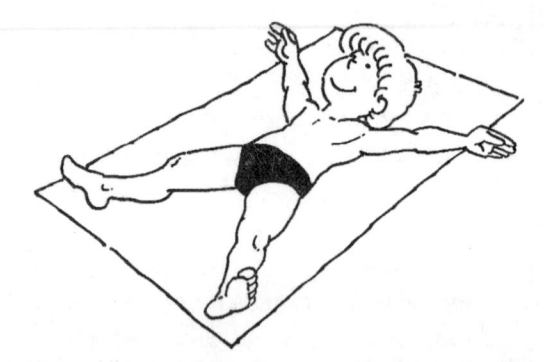

2. A boneca que dorme

Posição: deitada

- Respire calmamente tentando perceber bem o ar que entra e sai; relaxe todos os músculos, sinta que o corpo fica pesado, muito pesado e afunda; pouco a pouco, deixe o corpo se tornar mais leve, como se estivesse pronto para voar.

O adulto que conduz o relaxamento deve ficar deitado como as crianças.

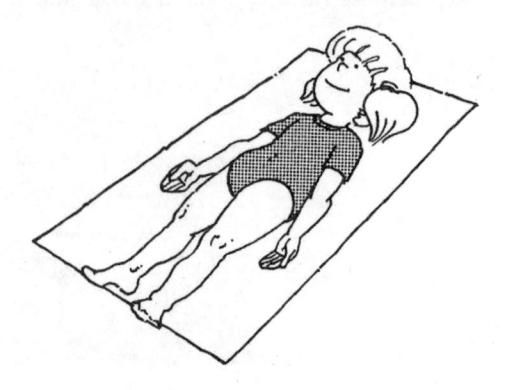

O RELAXAMENTO

3. Os contrastes

Posição: deitada

- Contraia o corpo e cerre os dentes, feche os punhos, endureça os braços, os ombros, o abdome, as nádegas e as barrigas das pernas... depois, ufa! Relaxe tudo.

    Tal como se fossem bonecos desmontados, as crianças se sentem invadidas por uma sensação de bem-estar. O adulto se apaga e espera. Ele também pode cantarolar para manifestar a sua presença ou acompanhar no relaxamento.

- Quando tiver vontade, abra os olhos, mova um pouco a cabeça, tamborile com os dedos, remexa os pés ou estire-se o tempo que quiser;
- Levante-se lentamente, boceje e se espreguice. Com os punhos fechados, faça tapotagem (pequenos socos) em várias partes do corpo para despertá-las.

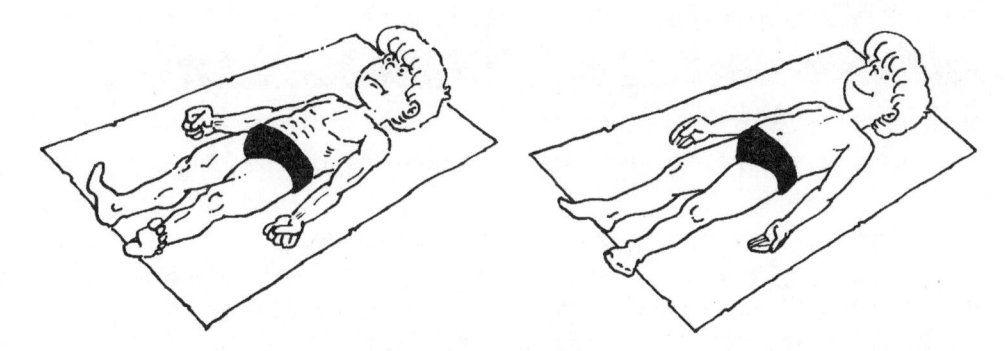

4. O ratinho

Posição: livre

- Movimente-se (lute boxe, corra, salte) seguindo as orientações ou uma música que permita liberá-lo de tensões; em pé ou deitado, expresse com o corpo tudo o que sentir;
- Adote a postura que quiser, descanse, tome consciência da respiração desordenada e agitada e tente dominá-la; termine entregando-se completamente.

5. O bebê

Posição: livre

- Sempre que houver necessidade durante o dia, boceje, suspire, espreguice-se, ria (não restrinja estas reações involuntárias, ao contrário, amplifique-as, provoque-as).

O RELAXAMENTO

6. Na praia

Posição: deitada

- Seguindo a orientação de um adulto, solte o maxilar, a testa, feche os olhos, relaxe as bochechas, o pescoço, a nuca, os ombros;
- Role lentamente a cabeça de um lado para outro e pare, sinta que o corpo está pesado e afundando no chão;
- Relaxe um braço até a ponta dos dedos e deixe que fiquem pesados, em seguida passe para o outro braço, depois para as costas, o peito, o abdome, as nádegas e para as pernas até a ponta dos dedos;
- Pouco a pouco sinta que o corpo está pesado e afundando cada vez mais no chão.

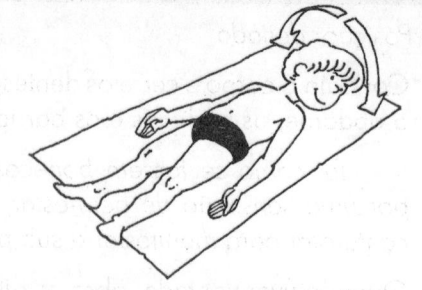

7. Ver com os olhos fechados

Posição: em pé ou deitada

- Feche os olhos e repita "dentro da cabeça" o nome de cada parte do corpo nomeada pelo adulto.

    O adulto deve fazer uma pausa entre cada elemento, partindo da cabeça para chegar aos pés ("cabeça", pausa, "pescoço", pausa, "braço direito", pausa, "mão direita", pausa, "todos os dedos", pausa, "peito", pausa, "abdome", etc.).

8. Os músicos

Posição: livre

- Ouça uma música suave (atividade relaxante desde que seja criado um ambiente favorável).

9. O sonho

Posição: livre

- Feche os olhos e imagine cenas tranquilas (um veleiro que oscila suavemente sobre a água, uma flor que se abre, a chuva que cai sobre um campo verde); experimente o calor (imagine que está diante de uma fogueira, debaixo das cobertas na cama, debaixo do chuveiro de água quente, dentro de uma banheira perfumada); experimente o frescor (passeie pelo campo de manhã cedo, ande sobre a neve, tome um banho); experimente a tranquilidade (imagine-se vestido com roupas leves de algodão, tire a roupa, deite-se, role sobre espuma ou sobre o edredom).

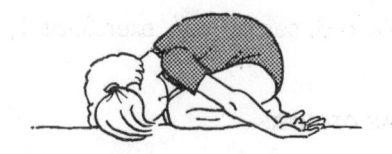

O RELAXAMENTO

6.2 RELAXAMENTO ATRAVÉS DE POSTURAS DE YOGA

1. A tartaruga

Posição: sentada no chão, pés separados, braços esticados

- Inspirando, levante ligeiramente os joelhos, trazendo os calcanhares em direção ao corpo, curve-se para a frente, deslizando o braço direito entre as pernas sob o joelho direito ligeiramente erguido; faça a mesma coisa com o braço esquerdo sob o joelho esquerdo;

- Leve os braços o mais longe possível em direção à parte detrás do corpo; abaixe a cabeça e, se possível, pouse a testa no chão; permaneça nesta postura por alguns instantes e respire calmamente; pense numa tartaruga que se encolhe dentro de sua carapaça para esquecer as preocupações e o mundo em volta;

- *Variante:* em vez de passar os braços sob os joelhos, estire-os para trás e deslize as mãos por baixo das nádegas.

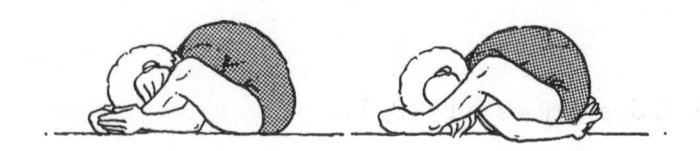

2. A folha dobrada

Posição: ajoelhada no chão

- Sente-se sobre os calcanhares, inspire profundamente e, expirando, abaixe lentamente a cabeça até o chão: deslize as mãos para trás (ou coloque-as sobre as costas) e respire calmamente; pense em uma folhinha dobrada descansando debaixo de uma árvore.

O RELAXAMENTO
6.3 OUTROS EXERCÍCIOS

1. O corpo
Capítulo 8, sessão 8.1, exercícios 1, 3, 5, 10, 12, 13, 15, 16, 17.

2. O rosto
Capítulo 8, sessão 8.2, exercícios 1, 2, 6, 7.

3. As mãos
Capítulo 8, sessão 8.3, exercícios 1, 2, 3, 7, 8, 9, 10.

4. Os pés
Capítulo 8, sessão 8.4, exercícios 1, 3, 4.

5. Os olhos
Capítulo 8, sessão 8.5, exercícios 1, 8, 10, 11.

6. O nariz
Capítulo 8, parágrafo 8.6, exercício 3.

7. A boca
Capítulo 8, sessão 8.7, exercícios 1, 2, 4, 5, 7.

8. As orelhas
Capítulo 8, sessão 8.8, exercícios 1, 2, 3, 4.

9. A respiração
Capítulo 7, sessão 7.2, exercícios 2, 3.

CAPÍTULO 7
A RESPIRAÇÃO

Um novo ânimo

PORQUÊ?

A respiração é sempre objeto de interesse por parte das crianças. Elas ficam embevecidas com a própria barriga que enche e esvazia como um balão. Talvez seja essa a razão da atração pelos exercícios respiratórios.

Os exercícios são fáceis de executar e trabalham a posição do tórax, do pescoço e dos ombros. Eles focalizam igualmente os músculos abdominais e permitem melhor oxigenação do cérebro. Quando as crianças conseguem ouvir e perceber seu ritmo, adquirem maior autocontrole, desfrutando uma sensação de prazer, repouso e bem-estar.

COMO?

- Convide a criança a tomar consciência de seu ritmo respiratório ao adotar posturas variadas (flexões, extensões, rotações).
- Faça com que descubra as três etapas da respiração: o movimento do abdome (a barriga enche e relaxa), o movimento da parte inferior da caixa torácica (depois de encolher o abdome, o diafragma se apóia nele e separa as costelas baixas) e, finalmente, o vai e vem do alto da caixa torácica (a parte superior do tórax se enche e esvazia depois de um esforço, de uma emoção mais forte ou de um suspiro).
- Ajude-a a adquirir o reflexo de respirar pelo nariz. Muitas crianças respiram apenas pela boca, o que compromete seriamente a qualidade da respiração. Com a ajuda de pequenos exercícios, oriente igualmente sobre a importância de manter limpos a boca e o nariz para poder respirar bem.
- Evite os exercícios de respiração muito longos; somente através da repetição se chega à tomada de consciência e, mais tarde, ao completo domínio.

QUANDO?

As crianças encaram os exercícios respiratórios como uma brincadeira. Você pode utilizá-los para acalmá-las ou ainda para prepará-las para os exercícios mais difíceis.

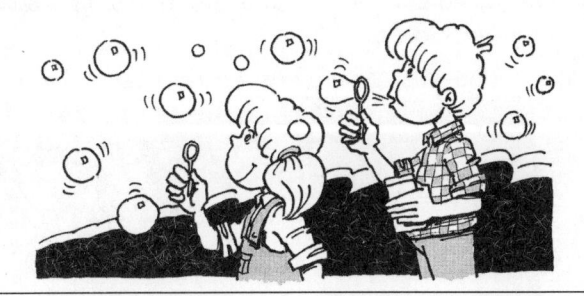

A RESPIRAÇÃO
7.1 TRABALHO CONSCIENTE SOBRE A RESPIRAÇÃO

1. Respiração profunda (Despertar)

Posição: sentada sobre os calcanhares ou sobre uma cadeira reta, cabeça alta e costas eretas

- Inspire lenta e profundamente pelo nariz, prestando atenção no ar que entra; arredonde o torso e estufe o abdome para encher de ar a parte inferior dos pulmões; deslize o queixo em direção ao peito para encher de ar a parte superior dos pulmões (o peito aumenta e o abdome endurece);
- Expire muito lentamente pelo nariz, encolhendo o abdome para expulsar o ar; incline-se para a frente para encher completamente os pulmões; repita o exercício.

2. Respiração completa

Posição: deitada ou sentada

- Inspirando, encha o abdome (respiração abdominal);
- Separe as costelas (respiração peitoral ou intercostal);
- Levante o peito (respiração clavicular).

  Para que a criança possa distinguir bem as três etapas da respiração, oriente-a a colocar as mãos ou um saquinho de sementes sobre as diferentes partes do corpo que estão sendo focalizadas (abdome, costelas e clavícula).

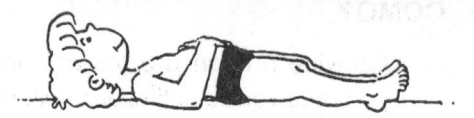

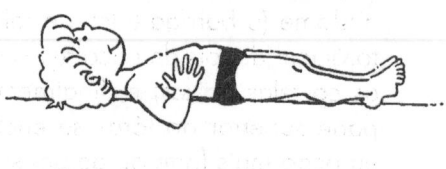

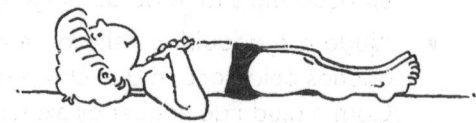

3. Respiração "em escadinha" (Despertar – Equilíbrio – Recentração)

Posição: deitada ou sentada

- Inspire e bloqueie a passagem de ar de tempos em tempos (várias paradas breves); expire lentamente de forma contínua; recomece o exercício;
- Inspire lentamente de forma contínua, expire e bloqueie a passagem de ar de tempos em tempos; repita o exercício.

  Durante o exercício, o adulto pode emitir sons para estimular a criança e controlar o que está fazendo.

A RESPIRAÇÃO

4. Respiração em "elevador" (Recentração – Equilíbrio)

Posição: deitada ou sentada

- Inspire de forma contínua – o elevador sobe; bloqueie o fluxo – o elevador para; expire – ele desce novamente; alto! o elevador para novamente; repita o exercício.

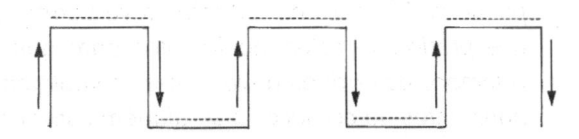

5. Respiração alternada (Equilíbrio)

Posição: deitada ou sentada. Para que a respiração seja completa e eficaz, as duas narinas devem estar desobstruídas. Acontece que na maior parte do tempo, o ar passa com mais dificuldade por uma das narinas (pode-se verificar isto colocando um espelho embaixo das narinas e observar os traços do vapor). É preciso ensinar às crianças a corrigir esta deficiência.

- Expire profundamente;
- Com o polegar direito, feche a narina direita; inspire e expire várias vezes pela narina esquerda;
- Com o indicador direito, feche a narina esquerda; inspire e expire várias vezes pela narina direita.

Com crianças maiores ou com mais prática:

- Repita o exercício mudando de narina a cada respiração: tampe a direita, expire e inspire pela esquerda; tampe a esquerda, expire e inspire pela direita (é tranquilizante terminar com a narina esquerda).

6. Respiração de limpeza (oxigenação e limpeza do cérebro) (Despertar)

Posição: sentada sobre os calcanhares, corpo ereto, mãos pousadas sobre as coxas, rosto relaxado

- Inspire enchendo o peito o máximo possível (coloque uma das mãos sobre o peito para perceber o que acontece) mantenha o peito cheio durante todo o exercício (é indispensável!);
- Expire pelo nariz expulsando o ar através de pequenos golpes repetidos como se quisesse expulsar das narinas alguma coisa que está incomodando (jatos de ar breves, fortes e ritmados); ao mesmo tempo, encolha o abdome, contraindo os músculos abdominais;
- Relaxe no final da expiração e respire normalmente uma vez;

A RESPIRAÇÃO

- Repita o exercício várias vezes variando o ritmo (cada vez mais rápido) e a intensidade (cada vez mais forte).

Para expulsar o ar, as crianças encolhem a barriga. Depois estufam para encher os pulmões. O peito, no entanto, deve permanecer cheio. Antes do exercício, faça com que pratiquem estes movimentos para que possam dominá-los bem. Durante todo o tempo, as narinas devem estar completamente desentupidas. Peça para assoar o nariz antes de começar e se alguém estiver resfriado, dispense do exercício.

7.2 RESPIRAÇÃO A PARTIR DE IMAGENS

As imagens estimulam a imaginação da criança. Elas podem servir de suporte para os movimentos com grande vantagem. Nesta sessão, os exercícios acentuam particularmente a inspiração e a expiração a fim de intensificar a respiração.

1. A bolha

Posição: corpo dobrado sobre si mesmo, cabeça abaixada

- Inspire, a bolha se enche de ar; estique e desdobre o corpo, arredonde-se como uma bolha;
- Expire, a bolha se esvazia pouco a pouco; volte à posição inicial;
- Repita o exercício duas ou três vezes.

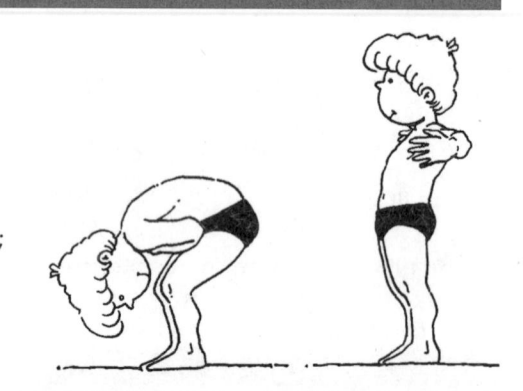

2. A árvore (Relaxamento)

Posição: em pé, corpo relaxado, pés ligeiramente afastados, cabeça ereta, braços soltos ao longo do corpo

- Inspire, a árvore cresce; endireite o corpo, alongue-o sem muito esforço, eleve os braços acima da cabeça e, ao fim da inspiração, separe os dedos como os ramos de uma árvore; expire e feche as mãos, abaixe os braços, relaxe o corpo.

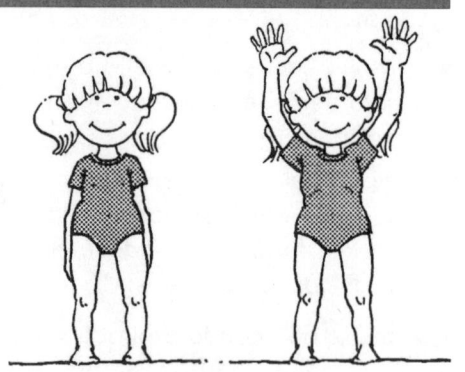

A RESPIRAÇÃO

3. O pássaro (Relaxamento)

Posição: sentada ou em pé, relaxada

- Inspirando, levante os braços na lateral até a posição horizontal e "bata as asas" (o pássaro abre as asas e sai voando);
- Expirando, abaixe os braços (o pássaro fecha as asas).

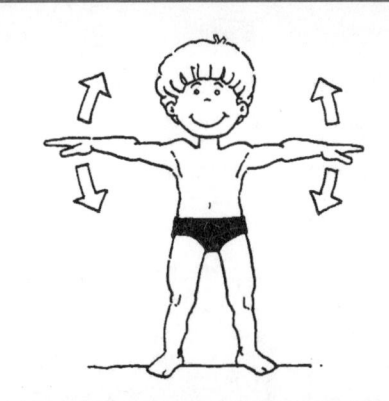

4. A flor

Posição: sentada ou em pé, relaxada

- Inspire (a flor se abre);
- Expire (a flor se fecha).

5. O moinho de vento

Posição: em pé, pernas separadas, costas retas, braços estendidos ao longo do corpo

- Inspirando, levante os braços separando-os ligeiramente do corpo;
- Expirando, gire os braços, diminua o movimento à medida que os pulmões se esvaziam; pare e volte à posição inicial ao final da expiração; repita o exercício duas ou três vezes;

- *Variante:* retenha o ar nos pulmões durante alguns segundos antes de "bater as asas".

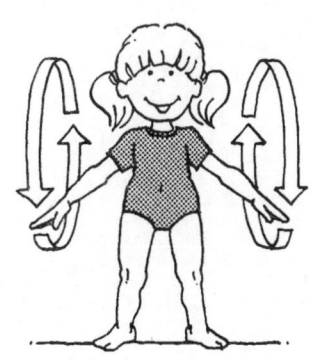

A RESPIRAÇÃO

6. O trenzinho (Despertar)

Posição: em pé

- Coloque-se atrás de uma criança (um grupo de crianças em fila indiana formam um trem mais comprido);
- Inspirando, levante um braço;
- Expirando, toque delicadamente nas costas da pessoa à sua frente;
- Gire sobre si mesmo para se deslocar no outro sentido e repita o exercício.

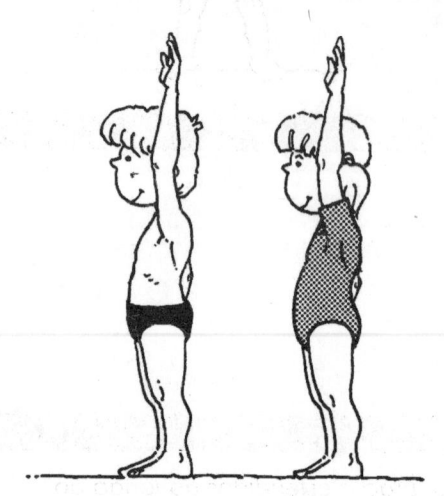

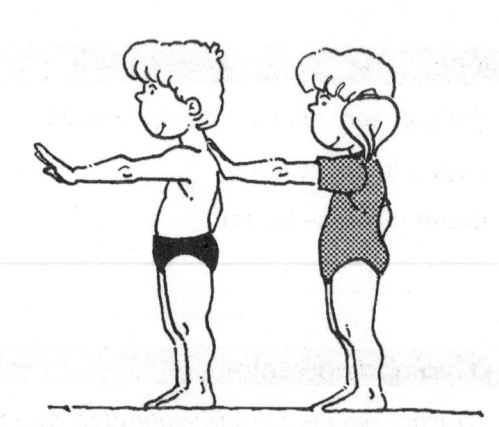

A RESPIRAÇÃO

7.3 RESPIRAÇÃO A PARTIR DE DESENHOS
(alongar o tempo de expiração)

1. De casa para a escola

Posição: livre

- Inspire seguindo com o olhar o caminho A;
- Expire voltando pelo caminho B.

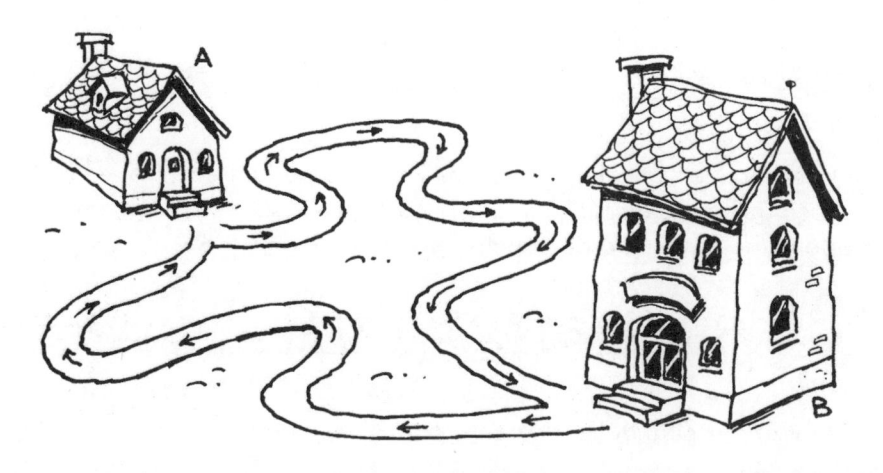

2. Desenhar com os olhos

Posição: livre

- Inspirando, siga com os olhos o contorno da casa;
- Expirando, contorne as portas e as janelas.

É possível utilizar outros desenhos.

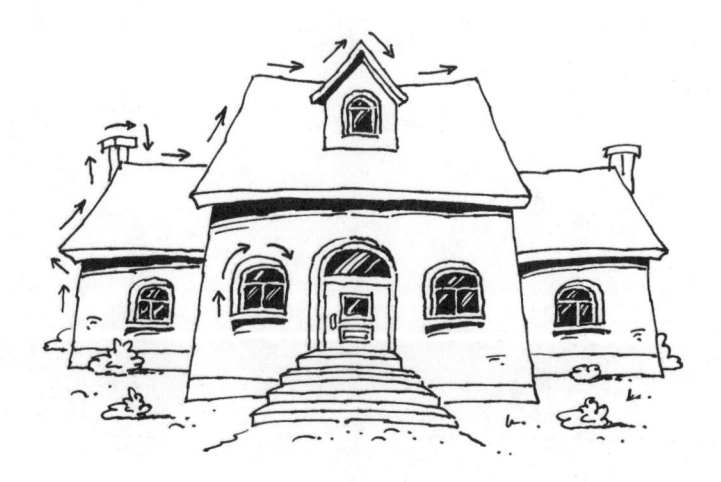

A RESPIRAÇÃO

7.4 BRINCADEIRAS COM O SOPRO

1. Tomada de consciência

Posição: livre

- Experimente sentir o que se passa com a respiração durante ou após uma atividade física importante ou, ao contrário, no momento de relaxamento (Por onde sai o ar? Por onde ele entra?);
- Sinta o ar que passa pelo nariz e pela boca.

2. Objetos ou imagens mentais

Posição: livre

- Aspire o cheiro de uma flor ou de um vidro de perfume; sopre velas, encha um balão; faça bolhas na água; fique gordo como um urso, pequeno como um ratinho, achatado como uma folha de papel.

3. Instrumentos e acessórios

Posição: livre

- Para visualizar: inspirando, encha uma grande seringa de água; expirando, libere o líquido;
- Para ouvir: brinque com uma bomba de bicicleta, divirta-se com o fole de lareira;
- Para experimentar: sopre as bolas de ping-pong para fazê-las voar cada vez mais alto;
- Para imaginar: comente sobre fotografias de atletas em ação, radiografias de pulmão;
- Para uma observação mais precisa: arranje um estetoscópio, perceba e ouça a própria respiração; ausculte o colega, o professor, o doutor, o coelho, a boneca, o livro, a almofada; observe e comente;
- Para sentir e finalizar: salte, corra, agite-se (Pare! O que acontece? O que estamos sentindo?); feche a boca e o nariz (O que acontece ainda? Podemos ficar muito tempo assim? Porquê?).

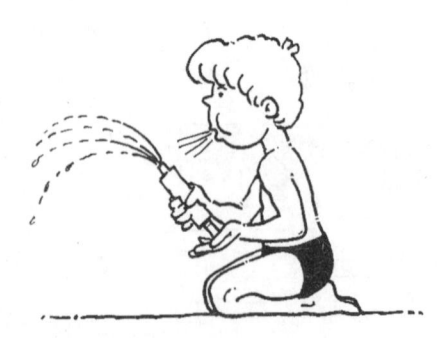

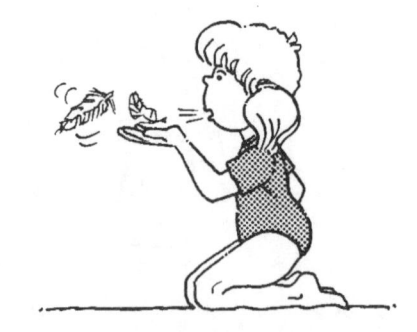

A RESPIRAÇÃO

4. Trabalho do diafragma (Despertar)

Posição: livre

- Sopre em um vidro ou espelho para provocar vapor;
- Ofegue como um cachorrinho;
- Sopre uma vela, aproximando-se lentamente da chama;
- Tussa; ria: ha! ha! ha! ho! ho! hi! hi!;
- Utilize o som da letra "H" e "R" como ritmo (o condutor dita o ritmo mais ou menos forte, mais ou menos rápido): hop! hop!... hei! hei!... hú! hú!... rala! (acento na primeira sílaba) ralá!... (acento na segunda sílaba).

CAPÍTULO 8
AS EXTREMIDADES

PORQUÊ?

As extremidades são as condutoras dos sentidos continuamente solicitadas. Você deve ficar atento às pressões a que estão expostas para que as crianças possam utilizar o máximo de sua capacidade durante todo o tempo.

Os exercícios consagrados ao corpo e às extremidades (mãos, cabeça, pés) não exigem preparação ou ambiente especial. Elas se integram facilmente nos programas de atividades até mesmo os mais carregados. Em casa, eles logo transformam a inatividade e o tédio em momentos ricos em descobertas.

COMO?

- Escolha os exercícios em função da extremidade a ser focalizada.
- Observe o comportamento da criança e, de acordo com a atividade anterior ou posterior aos exercícios, mantenha os que centram, despertam, equilibram ou relaxam. Por exemplo, depois de um tempo de treinamento, a automassagem ajuda a criança a se centrar para melhor se concentrar em seguida. Antes de uma atividade como uma longa caminhada, proponha exercícios para despertar que estimulem e preparem os pés para o esforço.

QUANDO?

Você pode dedicar pouco tempo a estes exercícios, como entre duas atividades pedagógicas, antes ou depois do recreio, de manhã cedo ou ao final do dia, etc.

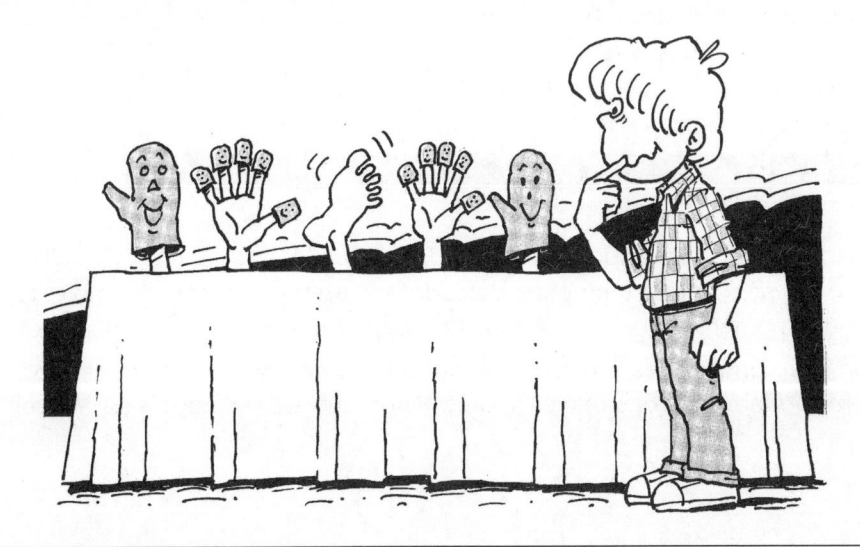

AS EXTREMIDADES

8.1 O CORPO

1. A britadeira (Recentração – Relaxamento)

Posição: em pé

- Faça vibrar todo o corpo como se estivesse segurando uma britadeira; sacuda os braços, depois as pernas (dê socos, jogue futebol); e imobilize-se suavemente;
- Fixe os pés no chão, separe um pouco as pernas, flexione ligeiramente os joelhos, endireite as costas; deixe os braços ao longo do corpo e mantenha a cabeça alta como se estivesse pendurada no teto por um fio; respire calmamente.

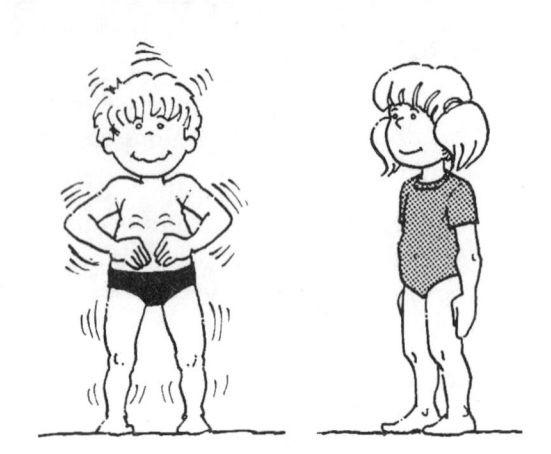

2. A estrela do mar (Recentração – Despertar)

Posição: livre

- Alongue as diferentes partes do corpo sem esquecer os dedos dos pés e das mãos; deixe que o corpo tome sua forma naturalmente, sem conduzi-lo;
- Arredonde as costas, faça uma cavidade, (repita duas ou três vezes); termine com as costas retas, feche os olhos e respire profundamente várias vezes.

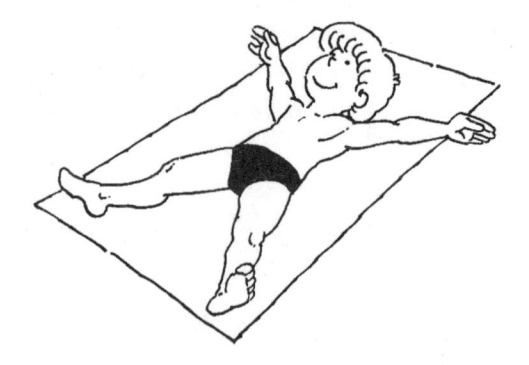

3. A marionete (Recentração – Despertar – Relaxamento)

Posição: livre

- Sozinho ou sob a orientação do adulto, contraia todos os músculos do corpo ao mesmo tempo e depois uma parte de cada vez (exemplo: o calcanhar direito, as duas nádegas, o ombro esquerdo, os dedos do pé, o punho direito, os dois olhos etc.);
- Recomece várias vezes tentando alongar e aumentar as contrações (as crianças maiores podem inspirar e reter o ar durante as contrações, depois expirar relaxando).

AS EXTREMIDADES

4. Na lua (Recentração)
Posição: livre

- Muito lentamente, faça o que quiser com o corpo;
- Movimente o corpo seguindo as orientações ("nós estamos na água", "no ar...") ou uma música suave.

5. A boneca de pano (Relaxamento)
Posição: deitada, sentada ou ajoelhada

- Deixe o corpo ficar mole como o de uma boneca de pano que não consegue ficar em pé.

Para verificar se os braços e as pernas estão bem relaxados, uma pessoa adulta, ou outra criança, levanta uma parte do corpo e deixa cair.

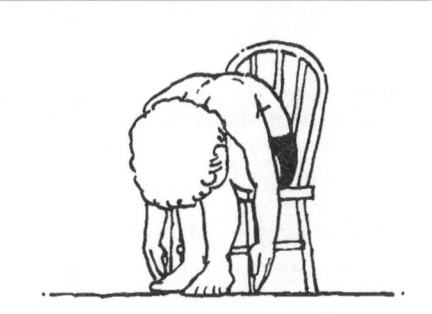

Atenção: coloque a mão sob o braço ou perna para não machucar quando cair.

6. A canoa (Despertar)
Posição: sentada

- Aperte as nádegas com força, relaxe (faça várias vezes); balance sobre cada uma, contraindo e relaxando;
- Volte ao centro, endireite as costas e respire profundamente.

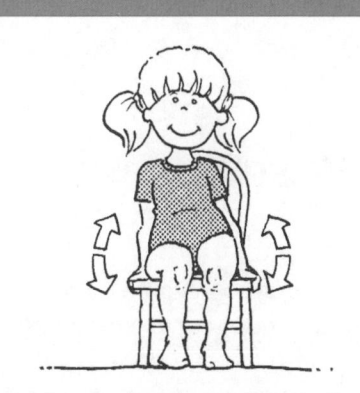

7. A estátua (Recentração)
Posição: em pé ou sentada

- Deixe o corpo completamente imóvel, sem nenhuma contração, desde o rosto à ponta dos dedos dos pés (escolha uma posição ou imite a do vizinho ou do adulto);
- Mantenha a posição durante o maior tempo possível.

AS EXTREMIDADES

8. O rolo compressor (Despertar)

Posição: deitada

- Role pelo chão;
- Deite em superfícies variadas (bancos sem encosto, cadeiras, bolas de borracha, pedaços de madeira);
- Role pequenos objetos sobre as costas.

9. O bambu (Despertar)

Posição: em pé

- Coloque os dois punhos na cavidade dos rins, alongue, sinta que as costas ficam duras, depois relaxe; repita o exercício várias vezes.

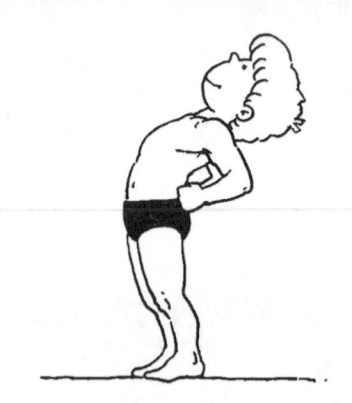

10. O salgueiro chorão (Relaxamento)

Posição: em pé com pés ligeiramente afastados

- Inspirando, levante os braços; expirando, curve lentamente as costas para a frente e deixe pender a cabeça e os braços; tente agarrar os calcanhares levando o queixo para dentro;
- Volte inspirando.

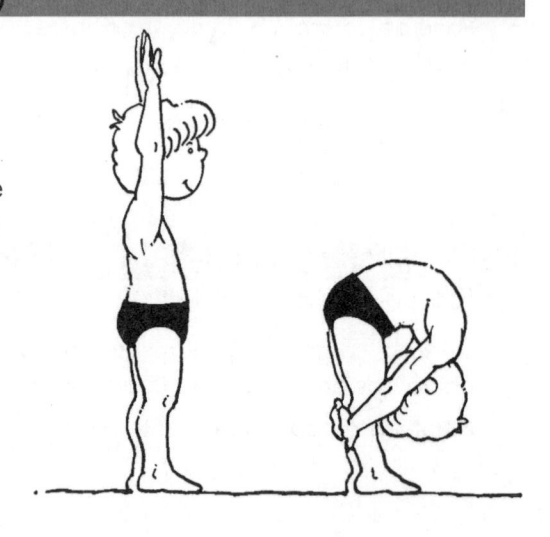

AS EXTREMIDADES

11. O pêndulo

Posição: em pé, pernas afastadas, cabeça, tórax e braços para a frente

- Expirando, curve o corpo para a frente, depois faça movimentos oscilatórios (balanços laterais lentos e regulares); pare quando tiver vontade.

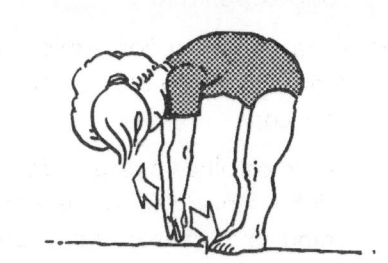

12. O pintinho (Relaxamento)

Posição: sentada ou em pé, cotovelos dobrados, dedos nos ombros

- Faça movimentos de rotação com os ombros (um ombro de cada vez, depois os dois ao mesmo tempo);
- Inspirando, erga os ombros o mais alto possível (um ombro de cada vez, os dois ao mesmo tempo); expirando, deixe cair os ombros.

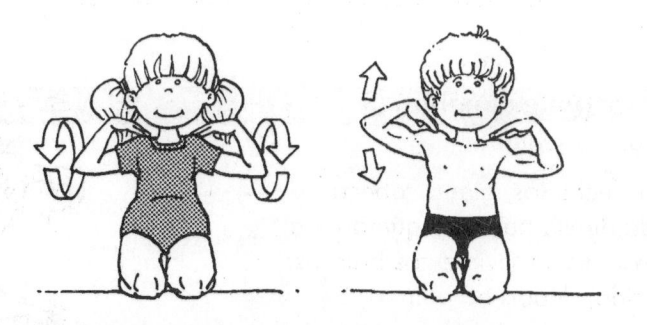

13. Automassagem (Recentração – Relaxamento)

Posição: livre

- Massageie a nuca, os braços, as mãos, as pernas, os pés e o tronco;
- Faça tapotagem com os punhos ligeiramente fechados ou esfregue energicamente as diferentes partes do corpo com as palmas das mãos ("Do-In").

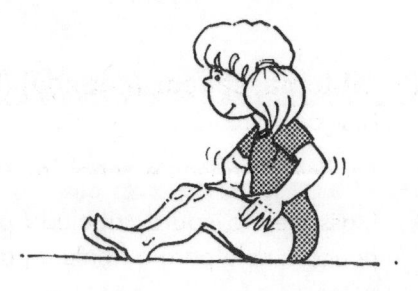

AS EXTREMIDADES

14. O espelho (Recentração)
Posição: sentada

- Com as duas mãos, explore sua cabeça, sentindo o peso e o volume; agarre toda a cabeça;
- Feche os olhos e, seguindo a orientação do adulto, tente "ver" o que está em cima e embaixo da mesa; veja os braços até a ponta dos dedos, sopre; veja as pernas até a ponta dos pés, sopre; veja o peito, a barriga, sopre; veja a cabeça, sopre; veja todo o corpo.

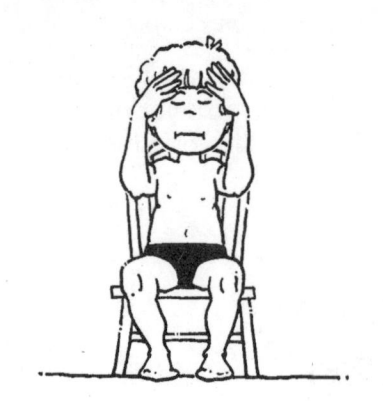

15. O chuveiro (Despertar – Relaxamento)
Posição: em pé

- Feche os olhos e imagine que está debaixo do chuveiro, sinta a água fresca despertando aos poucos todo o corpo, de cima para baixo.

16. O cata-vento (Relaxamento)
Posição: em pé ou sentada

- Com os olhos fechados, gire a cabeça lentamente da direita para a esquerda, de cima para baixo sem movimentos bruscos; gire num sentido, depois no outro.

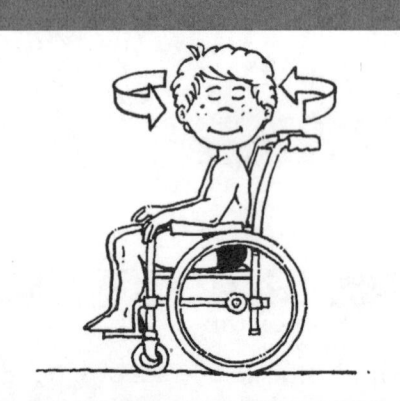

17. Automassagem (cabeça) (Despertar – Relaxamento)
Posição: livre

- Acaricie a cabeça e depois massageie para sentir bem a "bola";
- Massageie o couro cabeludo passando a mãos pelos cabelos; tente deslocar um pouco a pele para a frente e para trás, de um lado para o outro.

AS EXTREMIDADES

8.2 O ROSTO

1. A maçã enrugada (Relaxamento)
Posição: livre

- Franza o rosto (testa, olhos, nariz, bochechas, queixo) como uma maçã enrugada; mantenha por alguns segundos;
- "Passar a ferro" com a mão (a pele se torna lisa, o rosto relaxa); abra os olhos e sorria.

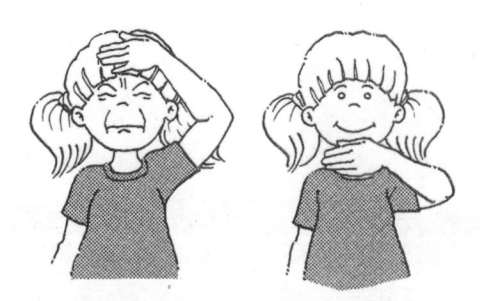

2. O acordeão (Relaxamento)
Posição: livre

- Franza e descontraia o rosto rapidamente, depois seguindo um ritmo, bem devagar; sinta o que acontece.

3. O balão
Posição: livre

- Encha as bochechas como se fossem explodir, depois empurre com os dedos fazendo barulho para expulsar o ar;
- Faça um buraco nas bochechas chupando para dentro, morda-as pelo lado de dentro, belisque-as pelo lado de fora.

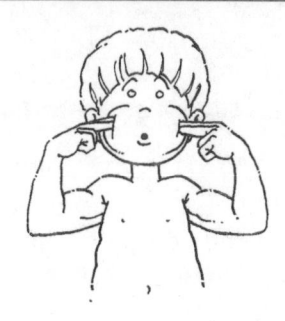

AS EXTREMIDADES

4. As caretas (Despertar)
Posição: livre

- Faça uma cara alegre, uma séria, outra triste sinta as diferenças.

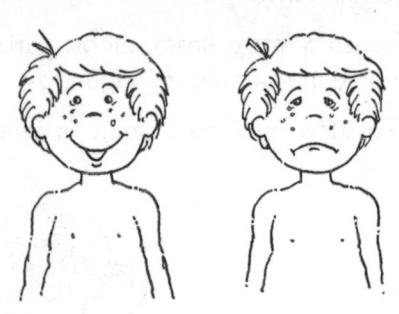

5. O ferro de passar (Despertar)
Posição livre

- Faça caretas com as diferentes partes do rosto (emita sons se necessário); "passar a ferro" com a palma da mão para voltar a um rosto normal (a pele se torna lisa, o rosto relaxa).

6. Ver com os olhos fechados (Relaxamento)
Posição: instalada confortavelmente

- Feche os olhos e repita dentro da cabeça o nome de cada parte do rosto nomeada pelo adulto.

    O adulto deve reservar um tempo curto de pausa, partindo do alto da cabeça e descendo em direção ao pescoço ("testa", pausa, "olhos", pausa etc.).

7. Automassagem (Recentração – Relaxamento)
Posição: livre

- Alise a testa, massageie com as duas mãos, partindo do centro em direção ao exterior e voltando, lentamente; a seguir faça tapotagem;
- Massageie o queixo e movimente-o com a palma da mão, franzindo e estirando.

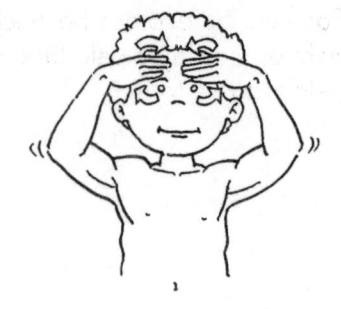

AS EXTREMIDADES

8.3 AS MÃOS

1. A ostra (Relaxamento)
Posição: livre

- Abra e feche as mãos, lentamente, olhando-as e tentando sentir o que acontece.

2. As garras (Despertar – Relaxamento)
Posição: livre

- Separe e feche os dedos; dobre e desdobre (juntos, depois um de cada vez).

3. As mãos geladas (Despertar – Relaxamento)
Posição: livre

- Sacuda e esfregue vigorosamente as mãos, depois una as palmas; lentamente, deixe que se separem, ficando em contato apenas as pontas dos dedos e a parte inferior das palmas.

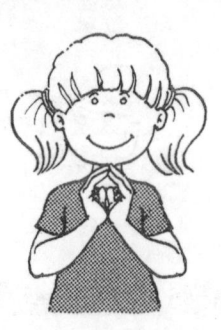

4. Os mosquitos
Posição: livre

- Brinque livremente com as mãos, fazendo o que quiser com uma, com a outra, com as duas, com as do vizinho.

5. Os soldadinhos
Posição: livre

- Obedeça às ordens: "abrir as mãos", "levantar um dedo", "bater palmas", "esfregar a parte de cima das mãos", "separar os dedos", "levantar o indicador", "dobrar três dedos", etc.

AS EXTREMIDADES

6. A bola de neve (Despertar)
Posição: livre

- Feche os dedos com força como amassando uma bala, depois relaxe de repente; recomece várias vezes observando bem o que se passa.

7. A chave de fenda (Relaxamento)
Posição: livre

- Com o braço esticado na frente do corpo, gire as mãos para dentro e para fora, depois mova-as para cima e para baixo (juntas, uma de cada vez).

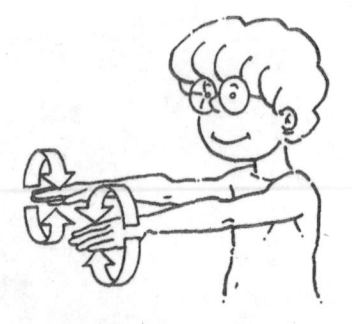

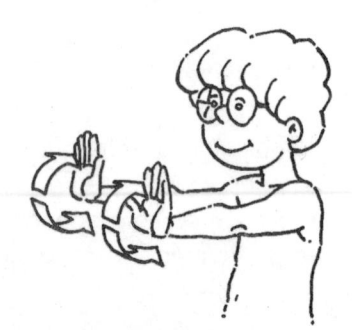

8. A marionete (Relaxamento)
Posição: livre

- Com os cotovelos dobrados, mova os punhos como os bonecos de marionete, sem tirar os olhos deles.

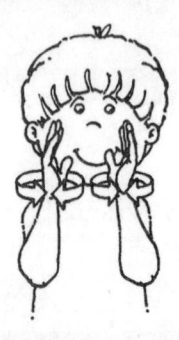

9. Mãos de espanador (Relaxamento)
Posição: livre

- Feche os olhos e deixe as mãos andarem à vontade sobre a mesa, sobre as cadeiras, pelo chão, no corpo.

AS EXTREMIDADES

10. As lembranças (Relaxamento)
Posição: livre

- Recorde-se de uma sensação tátil: (experimente o "doce", o "frio", o "molhado");
- Transforme-se em um elemento de matéria-prima (madeira, ferro, ar, água, etc.).

11. Automassagem (Despertar)
Posição: livre

- Esfregue os dedos como se estivesse calçando uma luva muito pequena;
- Belisque a ponta dos dedos, massageie a pele entre cada um deles;
- Puxe os dedos como se quisesse fazê-los crescer.

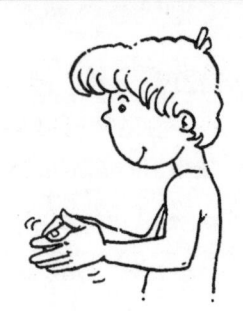

AS EXTREMIDADES

8.4 OS PÉS

1. A centopeia (Despertar – Relaxamento)
Posição: sentada ou deitada

- Separe e feche os dedos do pé; dobre e desdobre (juntos, um de cada vez; mova-os para a frente e para trás;
- Belisque a ponta dos artelhos e estire-os.

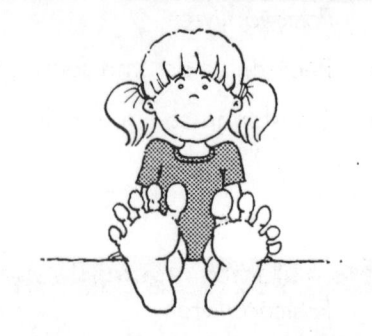

2. O limpador de para-brisas
Posição: sentada com os braços atrás do corpo e as mãos apoiadas no chão

- Gire os tornozelos para dentro e para fora;
- Levante e abaixe os calcanhares mantendo as barrigas das pernas no chão (os dois juntos, um de cada vez).

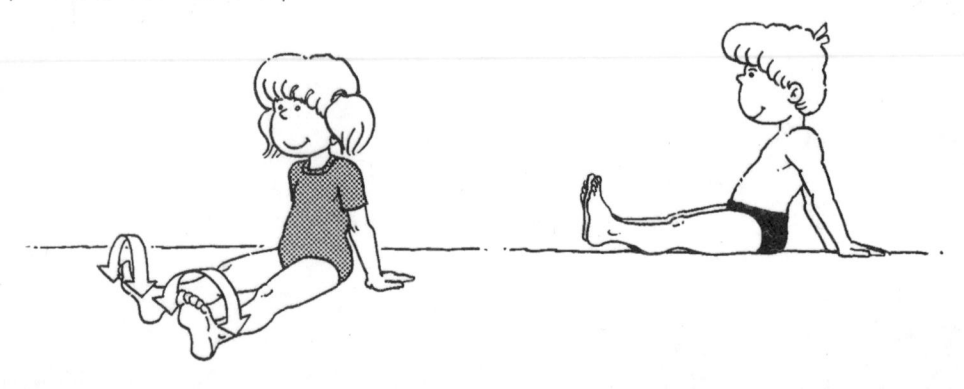

3. O macaco (Despertar – Relaxamento)
Posição: livre

- Usando os dedos dos pés, tente pegar um pedaço de pano, segure um giz ou toque um sino pendurado num fio;
- Role uma bola embaixo dos pés.

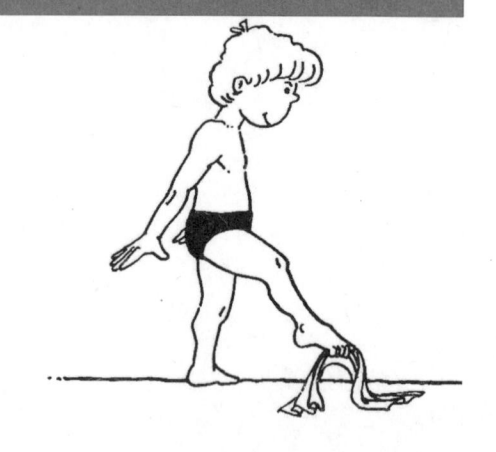

AS EXTREMIDADES

4. A dança da chuva (Despertar – Relaxamento)
Posição: em pé

- Bata os pés, os dois juntos, um de cada vez; enrole e desenrole no chão;
- Alise o chão com os pés, esfregando sem fazer ruído, dominando bem todos os movimentos e movendo os artelhos (feche, junte, separe); deixe descansar.

5. O circo
Posição: livre

- Movimente-se com os pés no chão imitando um gordo pesadão, um bailarino nas pontas dos pés, um robô nos calcanhares, um pato caminhando sobre as bordas internas e externas; role bem os pés, do calcanhar até a ponta e da ponta ao calcanhar.

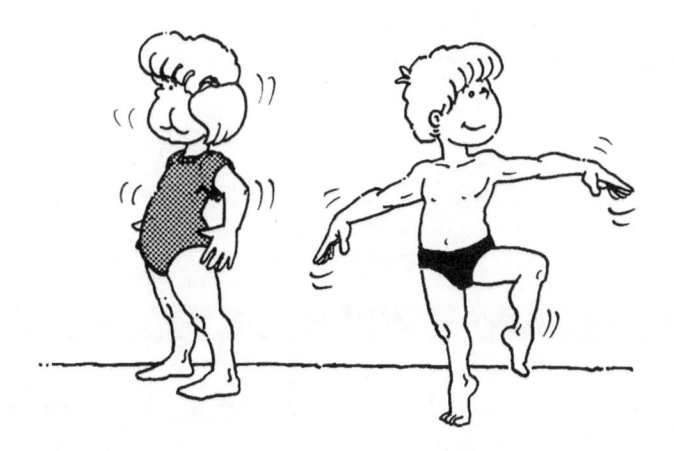

6. Automassagem (Despertar)
Posição: sentada no chão

- Friccione e massageie os peitos dos pés, as bordas externas e internas, as plantas, os calcanhares, os dedos e os tornozelos.

AS EXTREMIDADES
8.5 OS OLHOS

1. As faíscas (Relaxamento)
Posição: livre

- Abra e feche os olhos rapidamente, diminua o movimento progressivamente ficando cada vez mais lento até ficar com as pálpebras pesadas.

2. O periscópio
Posição: livre

- Olhe para cima e para baixo (três ou quatro vezes); da esquerda para a direita, da direita para a esquerda (três ou quatro vezes;
- Olhe de um lado para outro, para cima e à esquerda, para baixo e à direita, para cima e à direita, para baixo e à esquerda;
- *Variante* (para as crianças maiores): ajuste estes exercícios ao ritmo da respiração;
- Gire os olhos num sentido e depois no outro.

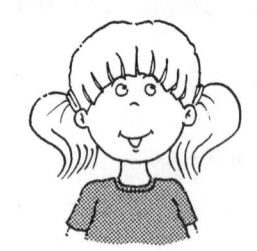

3. A mosca (Recentração)
Posição: livre

- Siga com os olhos um objeto imaginário ou um ponto que se mova fazendo um trajeto regular, como da janela para a porta, de cima para baixo, em zig zag, da direita para a esquerda, para a frente, para trás, embaixo da mesa, etc.; termine olhando reto para a frente.

AS EXTREMIDADES

4. O despertar (Recentração)
Posição: livre

- Feche os olhos cerrando bem as pálpebras, depois deixe que se abram lentamente percebendo o que acontece; repita o exercício muitas vezes.

5. As mímicas
Posição: livre

- Faça cara de "papai zangado", imite os "olhinhos puxados das criancinhas orientais".

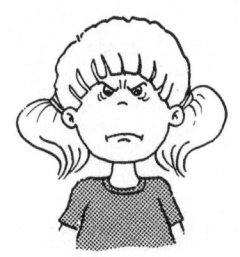

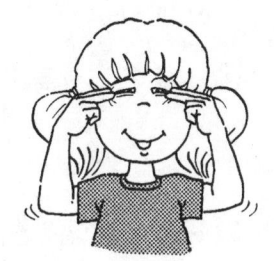

6. A coruja (Recentração)
Posição: livre

- Fixe uma imagem, um personagem, um objeto ou uma planta concentrando-se num detalhe (exemplo: a folha de uma planta, o olho de um passarinho, a mão de um colega, etc.) tente não ver mais nada em volta.

AS EXTREMIDADES

7. Tratak* (Recentração – Relaxamento)
Posição: livre

- Fixe a chama de uma vela (ou o centro de um motivo geométrico, ou o miolo de uma flor) colocada a uma distância de mais ou menos um metro à sua frente; não pisque, mesmo se os olhos coçarem um pouco;

- Mantenha-os abertos pelo maior tempo possível, depois feche os olhos e coloque delicadamente as palmas das mãos sobre as pálpebras; respire calmamente e observe a imagem residual; quando não estiver vendo mais nada, abra os olhos lentamente.

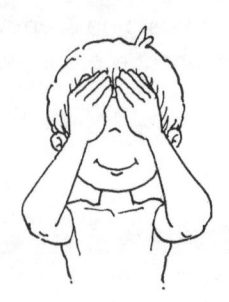

Após este exercício, a criança deve colocar as mãos em concha sobre os olhos ("Empalmar") para descansá-los. Abertos ou fechados, os olhos relaxam na penumbra de suas "cestinhas". Atenção: as mãos não devem entrar em contato com os olhos.

8. A vista longa (Despertar)
Posição: em pé

- Olhe para um objeto, fixe algum detalhe e afaste-se sem perdê-lo de vista; quando o detalhe desaparecer, aproxime-se de novo, lentamente, sem perdê-lo de vista.

9. A bola de gude (Relaxamento)
Posição: livre

- Apóie o indicador e o polegar levemente sobre os olhos fechados; sinta as bolinhas e relaxe; repita o exercício várias vezes.

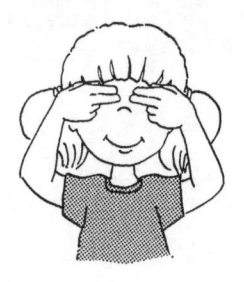

---

* N. T. – Tratak são exercícios que combinam movimento e alongamento da musculatura ocular.

10. Automassagem (Recentração – Relaxamento)

Posição: livre

- Massageie levemente os cantos dos olhos com os indicadores;
- Massageie entre as sobrancelhas e depois puxe para as têmporas;
- Massageie sob as sobrancelhas com os polegares; faça a mesma coisa sob os olhos.

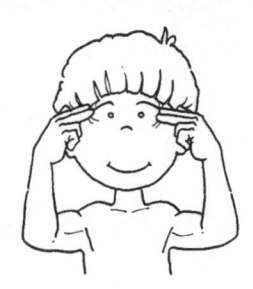

AS EXTREMIDADES
8.6 O NARIZ

1. O zoológico (Despertar)
Posição: livre

- Imite o nariz de um gorila separando e abrindo bem as narinas;
- Imite o nariz de um coelho movendo a ponta do nariz.

2. Os perfumes
Posição: livre

- Aspire o perfume de um buquê de flores e imagine-se num certo ambiente;
- Lembre o aroma de um bolo e imagine que está saboreando um pedaço; sinta o bolo na boca, engula, sinta no estômago.

3. Automassagem (Recentração – Relaxamento)
Posição: livre

- Massageie o nariz e as narinas; deslize um dedo pelas narinas (só desta vez, hein?) sinta as paredes úmidas e olhe o dedo molhado com mucosidades.

8.7 A BOCA

1. Língua de cobra (Despertar – Relaxamento)

Posição: livre

- Passeie a língua pela boca: de cima para baixo; aperte contra os dentes; deslize pelas gengivas à direita e à esquerda; acaricie o interior das bochechas;
- Faça barulhos com a língua, mordisque; dobre e desdobre;
- Empurre a língua para trás, depois estique para fora da boca e lamba os bigodes; empurre para fora bem longe e tente tocar a ponta do nariz e do queixo.

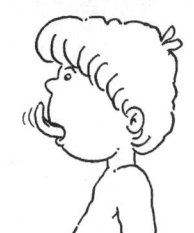

2. Boca fechada (Relaxamento)

Posição: livre

- Feche a boca e serre os lábios com força como se estivessem colados;
- Abra a boca murmurando O; feche murmurando I, U, etc.

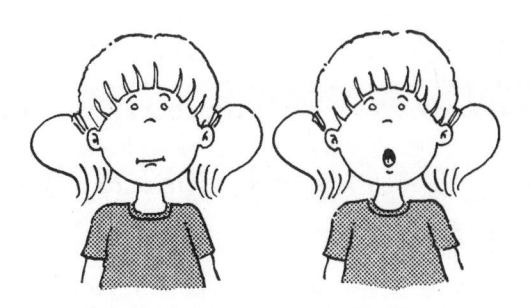

3. O gravador

Posição: livre

- Diga o nome das letras ou nomeie palavras (o nome das crianças por exemplo) articulando exageradamente, a boca bem aberta e esticada;
- Fale letras, palavras ou frases normalmente, depois com os dentes cerrados, e em seguida com os lábios fechados, a seguir sem mexer a língua e, finalmente, movendo apenas a língua.

AS EXTREMIDADES

4. O mudo (Relaxamento)
Posição: livre

- Articule bem, falando internamente uma palavra que lembre uma paisagem tranquila ou murmure o nome de alguém que goste muito.

5. O peixe (Despertar – Relaxamento)
Posição: livre

- Cerre os maxilares, os dentes e os lábios; descerre deixando cair toda a parte inferior do rosto; mova os maxilares para a frente, para trás e para os lados; bata os dentes;
- Abra a boca o mais que puder; sorria mostrando ou escondendo os dentes.

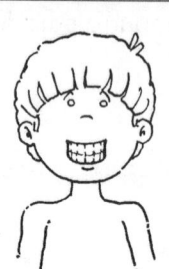

6. O cavalo que ri
Posição: livre

- Morda os lábios, esconda dentro da boca, estire para a frente, dobre;
- Levante o canto dos lábios o mais alto possível, depois desça o máximo que conseguir;
- Coloque o lábio inferior sobre o lábio superior e vice-versa.

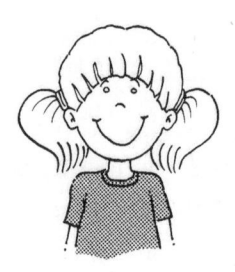

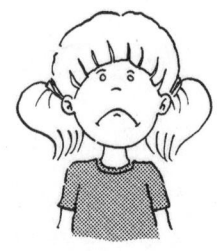

AS EXTREMIDADES

7. Boca elástica (Relaxamento)
Posição: livre

- Faça um concurso de caretas com a boca, sem emitir nenhum som.

8. O leão
Posição: ajoelhada

- Coloque as palmas das mãos sobre os joelhos, separe os dedos e deslize até o chão; dobre-se para a frente levantando o traseiro como se fosse um leãozinho faminto, arregale os olhos e bote a língua para fora o mais que puder dando rugidos;

- Volte para trás, sente-se e feche a boca.

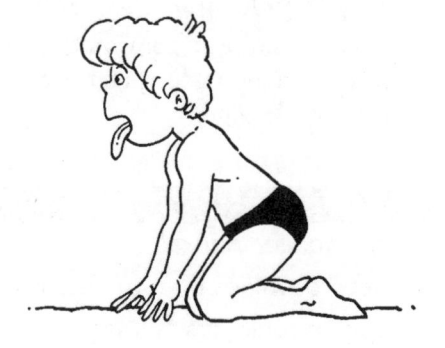

AS EXTREMIDADES

8.8. AS ORELHAS

1. A abelha (Recentração – Relaxamento)
Posição: livre
- Coloque um indicador dentro de cada orelha e sacuda fazendo zumbido.

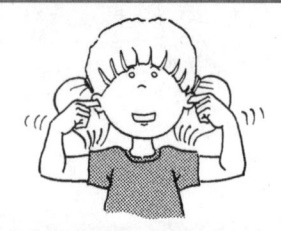

2. O capacete (Recentração – Relaxamento)
Posição: sentada
- Segure a cabeça com ambas as mãos sem apertar e emita sons longos e curtos, graves e agudos, fortes e fracos; sinta a vibração do corpo e da cabeça, depois pare e aprecie o silêncio.

3. O espião (Recentração – Relaxamento)
Posição: confortável
- Ouça os ruídos da rua, do ambiente ao lado, do corredor;
- Ouça o ruído das outras pessoas (tosse, respiração, ruído de passos, bocejos, risos, vozes, etc.)
- Ouça os barulhos do seu corpo sobre os quais não tem controle (batidas do coração, borbulhar dos intestinos, engolir saliva, etc.).

4. O banho do gatinho (Relaxamento)
Posição: livre
- Passe dois dedos juntos atrás das orelhas, trazendo os lóbulos para a frente (feche as janelinhas), depois para trás (abra as janelinhas); massageie de baixo para cima;
- Passeie um dedo pelas orelhas, sinta os altos e baixos.

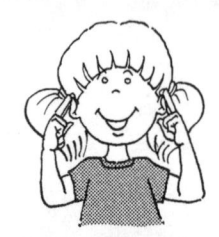

5. Automassagem (Recentração)
Posição: livre
- Belisque e massageie cuidadosamente em volta do pavilhão da orelha; puxe os lóbulos para baixo (por reflexo, isto aumenta a acuidade visual), a parte mediana para trás (fortalece o braço), o lóbulo superior para o alto (fortalece as pernas);
- Termine inserindo um dedo no buraco da orelha.

CAPÍTULO 9
A CINTURA ESCAPULAR

Encorajar o relaxamento

PORQUÊ?

A postura que uma criança adota é muitas vezes o retrato de suas vivências internas. Ombros arredondados sugerem uma criança fechada em si mesma; ombros levantados exprimem senso de responsabilidade ultradesenvolvido e ombros projetados para trás indicam uma certa vulnerabilidade.

Os exercícios da cintura escapular (clavícula, úmero, omoplatas) corrigem estas más posturas. Eles distendem deixando respirar todo o alto do corpo. Reduzem a agressividade e dão à criança a possibilidade de exprimir plenamente seu potencial intelectual. Separando os ombros do estresse inerente a uma má postura, permitem à criança executar movimentos complexos com muita facilidade.

COMO?

Ensine à criança como alongar e tornar flexível a cintura escapular.

QUANDO?

Proponha às crianças estes exercícios quando os músculos das costas, da nuca ou dos braços estiverem tensos e crispados.

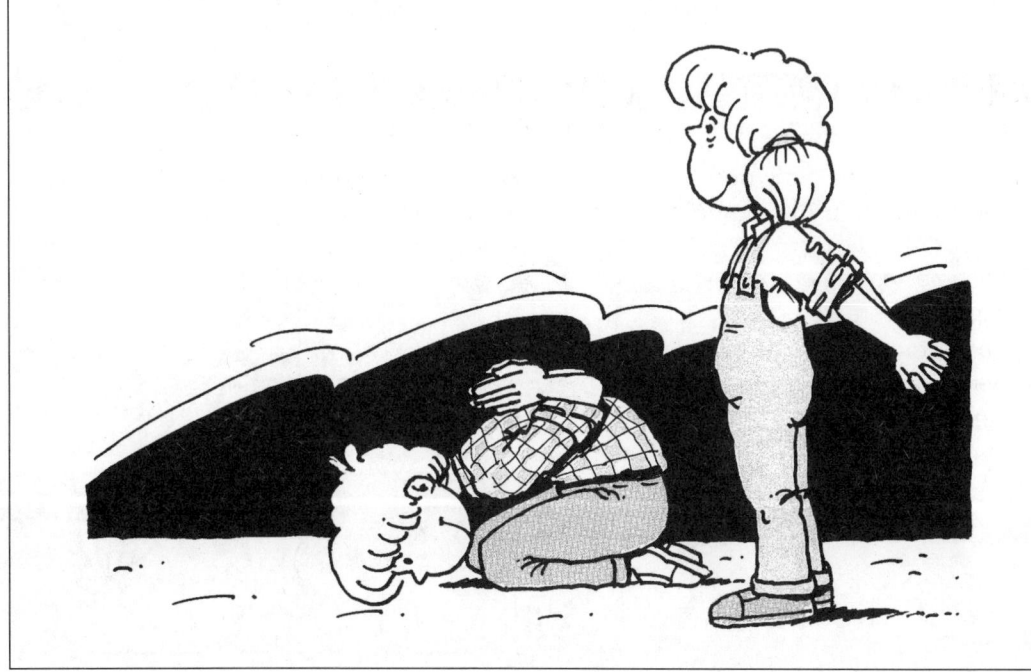

A CINTURA ESCAPULAR

9.1 POSTURAS

1. O braço escondido

Posição: deitada de lado

- Coloque os braços perpendiculares ao corpo; gire e deite de barriga para baixo sobre um dos braços, virando a cabeça no sentido oposto; expire profundamente por três vezes.

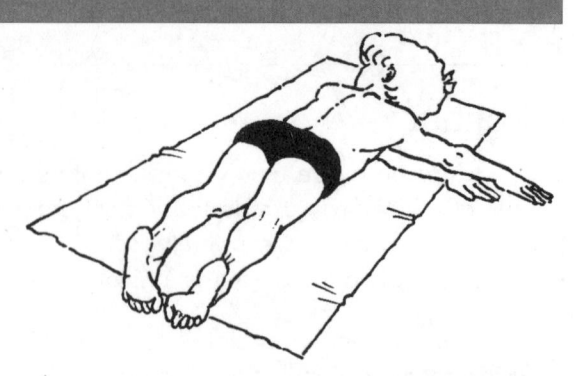

2. A sesta

Posição: deitada de costas

- Dobre as pernas, separe os joelhos, junte as plantas dos pés; levante os braços, cruze as mãos atrás ou sob a cabeça, deixe os cotovelos descerem em direção ao chão; expire três vezes colando a coluna no chão.

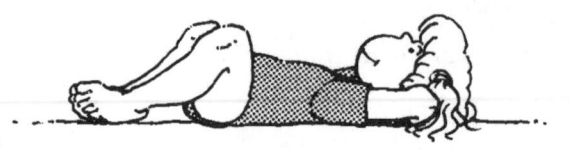

3. A galinha que cisca

Posição: de joelhos, sentada sobre os calcanhares ou em pé

- Cruze as mãos atrás das costas; estique os braços para trás, mantendo os ombros baixos; expire profundamente por três vezes sem encolher o abdome;

- *Variante*: em pé e ao expirar, dobre-se para a frente, as costas retas e as pernas esticadas; expire três vezes nesta posição sem encolher a barriga.

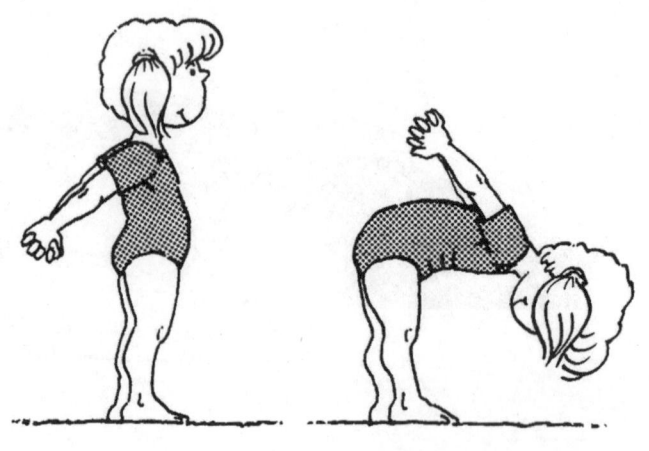

A CINTURA ESCAPULAR

4. O chifre

Posição: sentada sobre os calcanhares, costas retas

- Passe um braço por trás das costas, passe o outro braço pelo alto atrás da cabeça; una as mãos entre as omoplatas e cruze os dedos; expire três vezes sem encolher o abdome e mantendo os ombros baixos.
- *Variante*: se o braço direito estiver atrás das costas, incline a cabeça à direita a cada expiração; se o braço esquerdo estiver atrás das costas, incline a cabeça à esquerda a cada expiração.

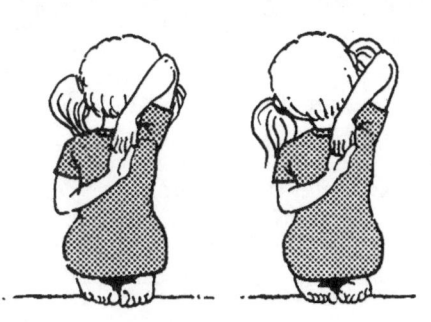

5. A trança

Posição: sentada sobre os calcanhares, costas retas

- Cruze os cotovelos diante do peito, enrole o antebraço, junte as palmas das mãos (se não conseguir fazer esta posição, simplesmente coloque os antebraços frente a frente e junte as mãos); mantenha as costas retas e alongue a nuca; expire três vezes sem encolher o abdome ou os ombros.

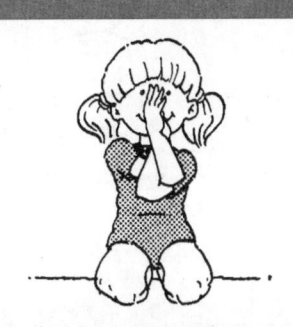

6. O lagarto ao sol

Posição: meio deitada, apoiada sobre os cotovelos, palmas das mãos no chão ou punhos cerrados sob a cintura, plantas dos pés unidas

- Deixe cair a cabeça para trás, relaxe bem os ombros e o maxilar inferior; expire três vezes sem encolher o abdome.

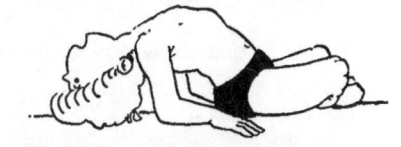

7. O passarinho adormecido

Posição: de joelhos, sentada sobre os calcanhares

- Coloque o braço direito em volta da cabeça e a mão esquerda sobre a orelha esquerda;
- Deixe a cabeça inclinar sob o peso do braço, mantendo os ombros horizontais; expire três vezes sem encolher o abdome.

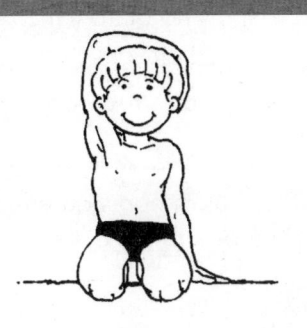

A CINTURA ESCAPULAR
9.2 MOVIMENTOS

1. A sereia

Posição: sentada sobre um lado, joelhos dobrados imitando uma sereia, apoiando sobre um braço (o braço direito, se estiver sentado sobre o lado direito e vice-versa), mãos a um palmo do quadril, palmas das mãos no chão, dedos bem separados

- Desloque um dos ombros para o alto e para baixo (dez vezes); para a frente e para trás (dez vezes);
- Gire um dos ombros num sentido (cinco vezes), depois no outro (cinco vezes).

A criança inspira e expira livremente, porém sem bloquear a respiração. Enquanto um ombro executa o movimento, o outro fica relaxado independente do movimento.

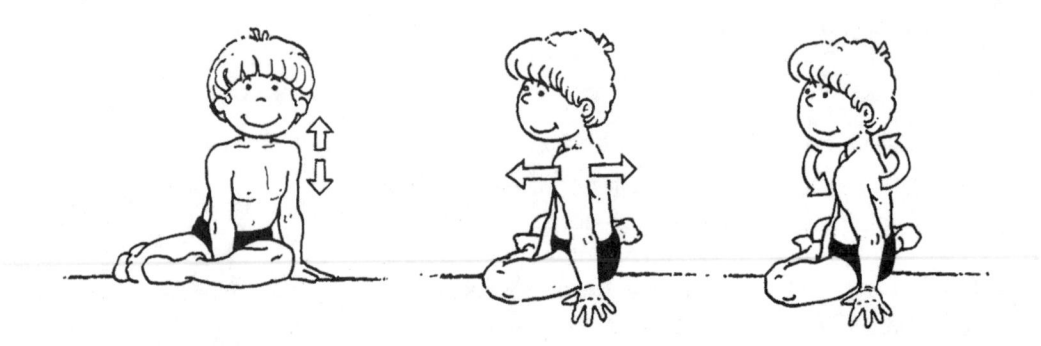

2. O molinete

Posição: ajoelhada com quatro apoios, costas retas, braços e pernas perpendiculares ao corpo, cabeça no prolongamento do tronco

- Erga e abaixe os ombros (dez vezes); desloque os ombros para a frente e para trás (dez vezes);
- Gire os ombros num sentido (cinco vezes), depois no outro (cinco vezes).

A criança respira livremente, porém sem bloquear a respiração.

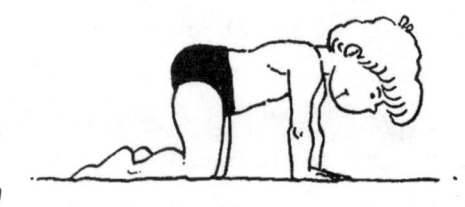

- *Variante*: execute os mesmos movimentos com os ombros: ajoelhado, sentado sobre os calcanhares ou em pé; com os braços para a frente, para o alto ou em cruz; as mãos sobre a cabeça, nos quadris, nas costas.

3. O boneco de borracha

Posição: sentada, apoiada nas mãos atrás dos quadris, pernas dobradas, plantas dos pés unidas

- Desloque os ombros para cima e para baixo (dez vezes); desloque os ombros para a frente e para trás (dez vezes);
- Gire os ombros num sentido (cinco vezes), depois no outro (cinco vezes); simultaneamente gire um ombro num sentido e o outro no outro sentido (cinco vezes); mude a direção e repita o exercício.

Neste exercício, a criança respira livremente, porém não deve bloquear a respiração. As costas não acompanham o movimento.

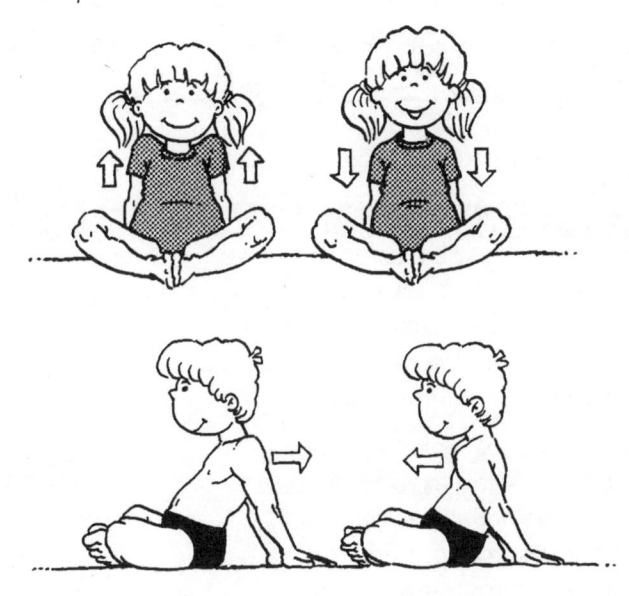

- *Variante*: incline a cabeça sempre em direção ao ombro que sobe; (a cabeça gira no sentido oposto ao do movimento); permita que as costas sigam o movimento.
- *Variante*: mova os quadris no sentido oposto ao movimento dos ombros e da cabeça.

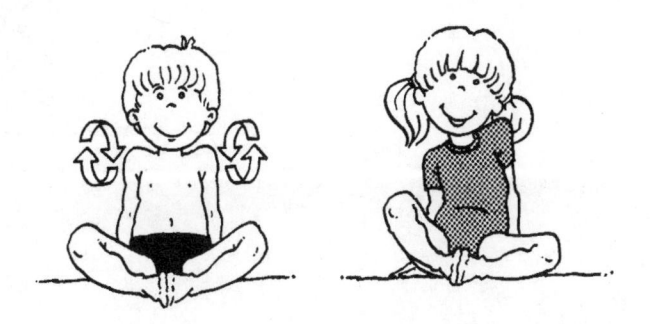

A CINTURA ESCAPULAR

4. A borboleta

Posição: ajoelhada, sentada sobre os calcanhares, palmas das mãos unidas entre as omoplatas, dedos mínimos encostados na coluna vertebral

- Incline-se para a frente, encoste a cabeça no chão e movimente os cotovelos no ar como asas de borboleta.

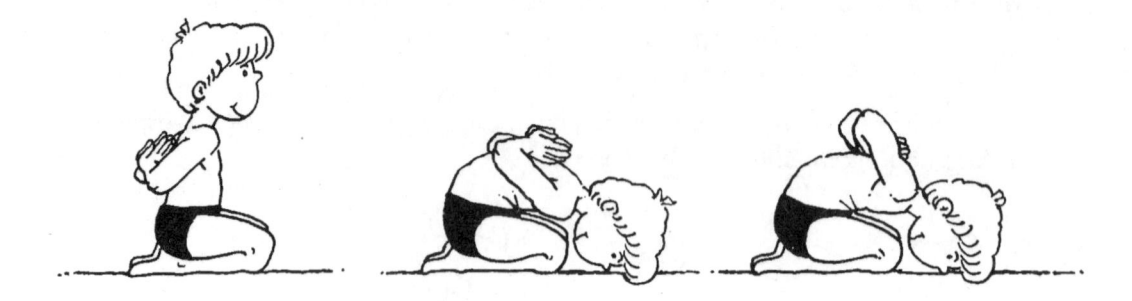

5. A chama

Posição: ajoelhada, sentada sobre os acalcanhares ou sentada em posição de lótus (pode colocar uma almofada sob as nádegas para que a coluna fique ereta); mãos unidas na altura do externo, cotovelos bem separados, ombros baixos

- Inspire, elevando os braços lentamente na vertical, mantenha a posição expulsando o ar; inspire descendo os braços lentamente, mantenha a posição expirando (três vezes); inverta o sentido da respiração;

- *Variante*: interrompa a respiração por alguns instantes parando a mão diante da testa.

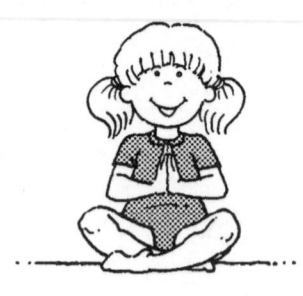

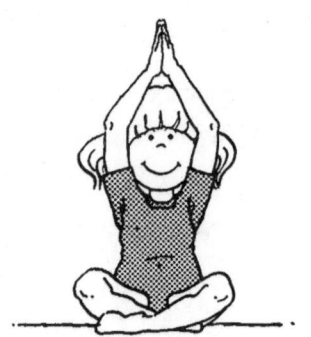

CAPÍTULO 10

A CINTURA PÉLVICA

Dar mobilidade e confiança

PORQUÊ?

Com os dois pés solidamente plantados no chão, os exercícios da cintura pélvica proporcionam flexibilidade, naturalidade, mobilidade, conferindo maior confiança em si. De fato, as crianças logo sentem que dominam os movimentos com mais facilidade. Relaxadas e bem equilibradas, não hesitam em afrontar situações estressantes. A espontaneidade se manifesta sem obstáculos.

COMO?

Convide a criança a fazer movimentos apropriados para tornar flexíveis os músculos dos joelhos, das coxas, dos quadris e da bacia.

QUANDO?

Recorra aos exercícios da cintura pélvica quando a criança apresentar dificuldade em manter o equilíbrio em qualquer circunstância. Estes exercícios destinam-se também às crianças que se sentem pouco à vontade com seu corpo.

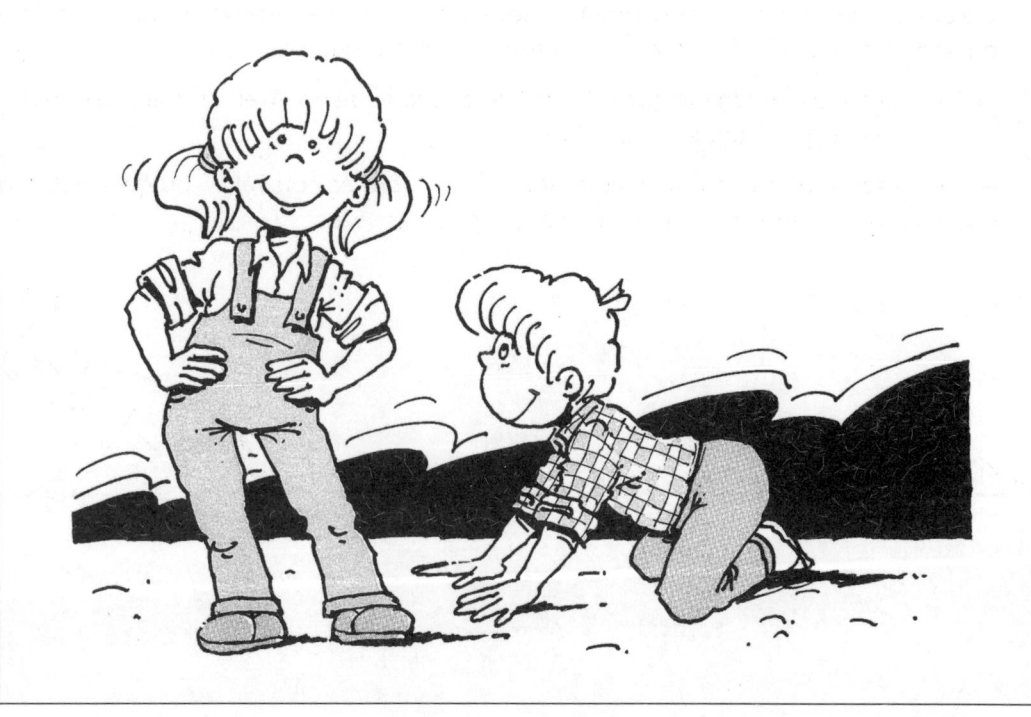

A CINTURA PÉLVICA
10.1 POSTURAS

1. O coelhinho vigilante
Posição: de joelhos, sentada sobre os calcanhares

- Sente-se entre os pés, encoste os calcanhares nas nádegas, endireite as costas (esta posição pode servir para substituir a posição ajoelhada e sentada sobre os calcanhares).

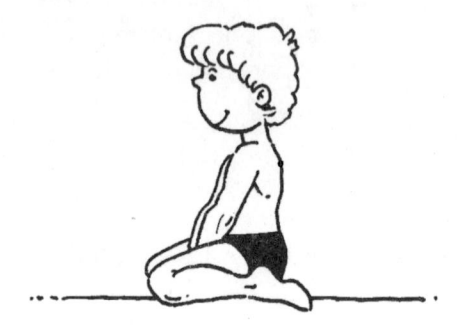

2. O tigre preguiçoso
Posição: com quatro apoios

- Coloque o pé direito diante do joelho esquerdo, a borda externa do tornozelo contra o chão; estenda o joelho direito para fora o máximo que conseguir;

- Recue a perna esquerda até que o tornozelo direito fique no nível da virilha esquerda; caso não consiga, chegue até o abdome;

- Apoie-se sobre as mãos (braços estendidos) ou sobre os cotovelos, ou deite sobre o abdome (braços em cruz ou na vertical); expire três vezes.

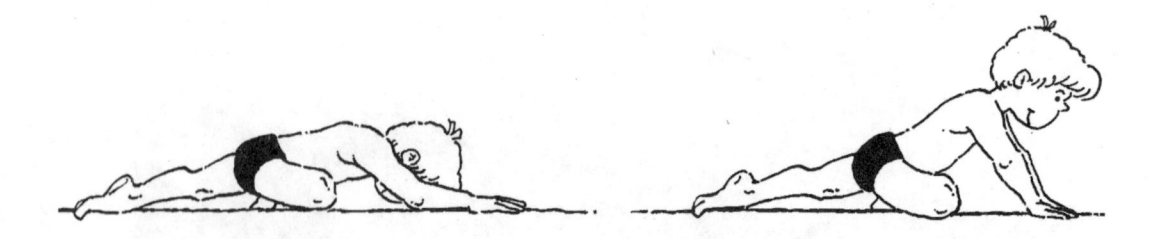

A CINTURA PÉLVICA

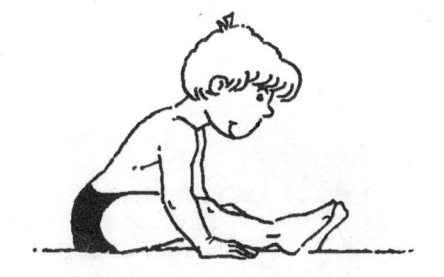

3. A pinça (variantes dinâmicas)

Posição: sentada, pernas unidas e estendidas

- Endireite as costas sem afundar as omoplatas; não afunde o abdome ou levante o peito;
- Mantendo as costas eretas, dobre as pernas o quanto puder sem soltar as costas; expire três vezes e relaxe;
- Mantendo as pernas estendidas, empurre a báscula da bacia para a frente, desça o abdome sobre as coxas; siga o movimento inclinando a coluna vertebral sem curvá-la; expire três vezes e relaxe;
- Separe as pernas, gire os joelhos e os pés para fora e incline o busto;
- Quando for possível, aumente suavemente a tração (sem dor) chegando com as mãos até os pés; mantenha os calcanhares em ângulo reto e os ombros baixos.

Uma almofada sob as nádegas pode ajudar a endireitar a parte baixa da coluna quando executar estes exercícios pela primeira vez.

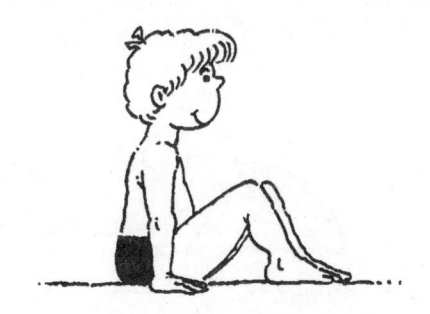

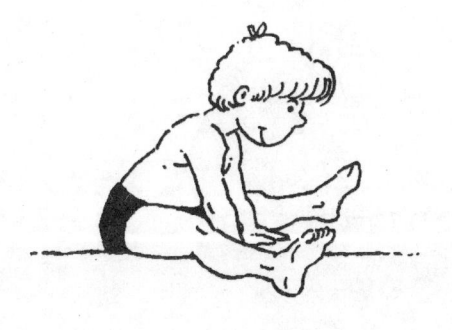

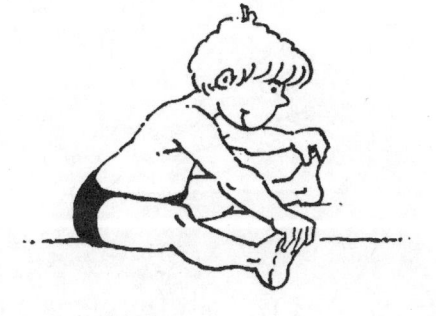

A CINTURA PÉLVICA

4. A pinça (variantes passivas)

Posição: sentada, pernas estendidas

- Dobre a perna direita e encoste o pé direito na coxa esquerda, aproxime o joelho direito do chão; incline-se para a frente e alcance o pé esquerdo com as duas mãos, mantenha o calcanhar em ângulo reto; o joelho esquerdo pode dobrar e o direito pode levantar; relaxe as costas, a nuca, os ombros.

- Separe as pernas, incline-se para a frente e alcance os pés com as mãos, deixe que os joelhos dobrem à vontade; relaxe bem as costas, os quadris, a nuca, os ombros;

- Execute o exercício anterior mantendo as pernas unidas;

- Flexione as pernas, junte as solas dos pés; incline-se para a frente, passe o antebraço sob as barrigas das pernas, segure os pés ("a tartaruga").

A criança deve permanecer em cada uma das posturas por um minuto ou dois, respirando livremente. De tempos em tempos, pode suspirar para relaxar melhor.

- Em contra-postura, coloque as mãos atrás dos quadris ainda com o corpo flexionado, depois apóie-se e levante-se lentamente; incline a cabeça para trás inspirando com força e curve as costas para a frente fechando as omoplatas; depois deste alongamento, relaxe expirando (cada postura de flexão deve ser complementada por uma contra-postura de abertura afim de reequilibrar a coluna vertebral).

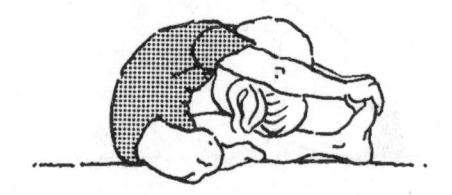

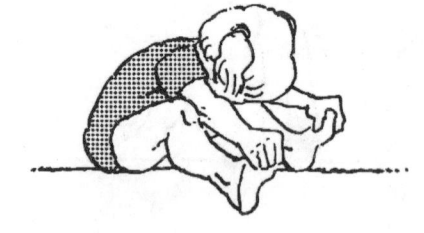

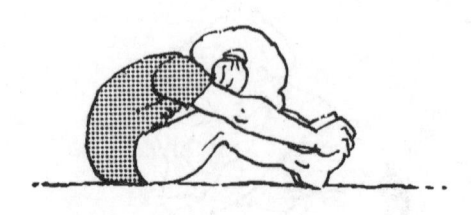

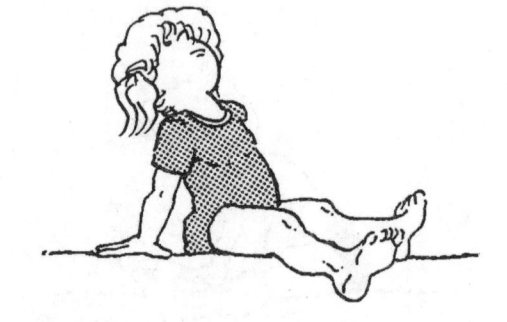

A CINTURA PÉLVICA

5. A gota d'água
Posição: sentada em posição de lótus

- Cruze as mãos nas costas e incline-se para a frente, ficando bem relaxado durante um minuto ou dois, suspire de tempos em tempos; mude de perna;
- Para se endireitar, utilize a contra-postura descrita para o exercício anterior.

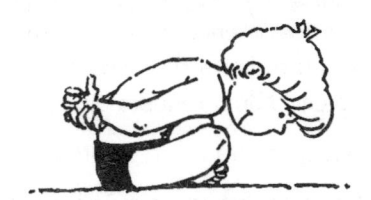

6. A ponte
Posição: em pé, com os pés juntos e joelhos ligeiramente flexionados

- Incline-se para a frente e coloque as palmas das mãos no chão; afaste os ombros das orelhas, gire os braços para que os cotovelos apontem para fora, estenda os dedos para a frente e mantenha a nuca bem reta; expire três vezes sem encolher o abdome.

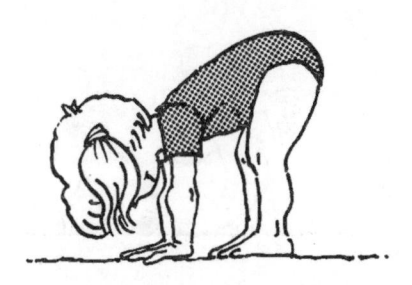

7. A colheita
Posição: em pé, os pés ligeiramente afastados, joelhos ligeiramente flexionados

- Incline-se para a direita ou para a esquerda e, do mesmo lado, coloque as palmas das mãos no chão; inspire e expire por três vezes e depois relaxe suavemente.

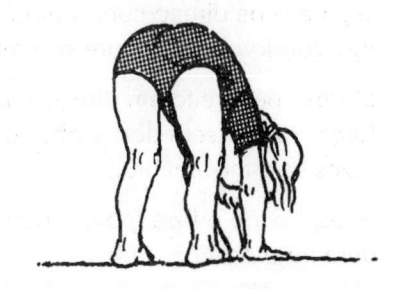

A CINTURA PÉLVICA

10.2 MOVIMENTOS

1. A cadeira de balanço

Posição: deitada de costas, pernas flexionadas, joelhos e pés ligeiramente afastados

- Endireite a região lombar para que a parte inferior da coluna vertebral encoste completamente no chão; comece o movimento levantando a bacia tirando do chão uma vértebra de cada vez; pare quando a parte lombar ficar reta; desça a coluna encostando no chão uma vértebra de cada vez; repita três vezes o exercício.

  A respiração é livre, porém mantenha sempre o tórax baixo e o abdome relaxado.

- *Variante:* cruze as mãos atrás da cabeça e levante-a lentamente arredondando as costas (a cabeça sobe quando o quadril desce e vice-versa).

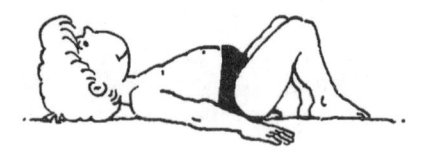

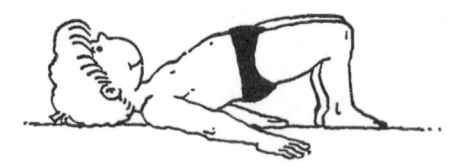

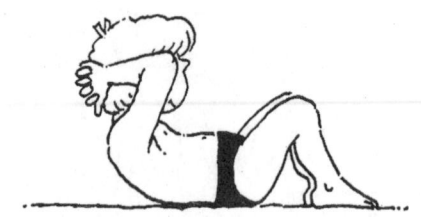

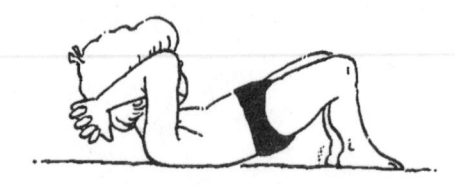

2. A bomba

Posição: deitada de costas, pernas flexionadas, pés no chão

- Leve o joelho direito em direção ao peito, segure o pé direito com a mão direita, deslizando o braço entre os joelhos;

- Eleve o pé direito em direção ao teto sem forçar muito (sem dor) e abaixe (execute várias vezes este movimento).

  A respiração é livre, porém não a bloqueie durante o esforço.

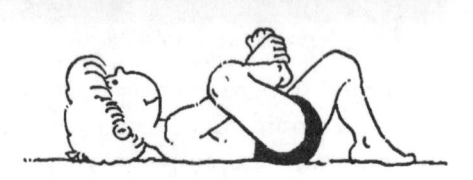

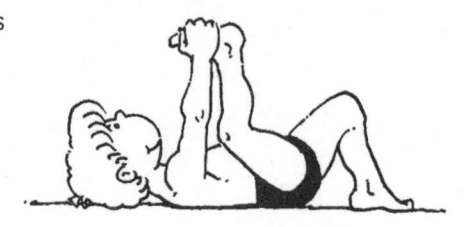

A CINTURA PÉLVICA

3. A borboleta (pernas)

Posição: sentada, pernas dobradas, joelhos afastados, solas dos pés unidas

- Bata os joelhos no ar.

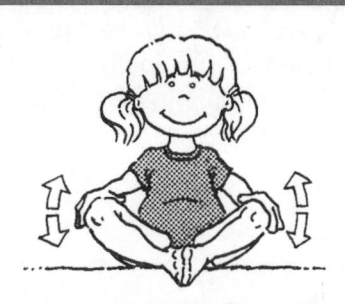

4. O barco

Posição: sentada, pernas dobradas, joelhos afastados, solas dos pés unidas

- Imite um barco balançando de um lado para outro.

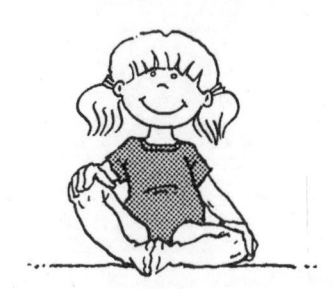

5. A flecha

Posição: sentada em posição de lótus ou com as solas dos pés unidas, inclinado para a frente, testa no chão, mãos unidas sobre a cabeça, cotovelos afastados

- Inspirando, deslize as mãos no chão para a frente; volte expirando; repita o exercício três vezes.

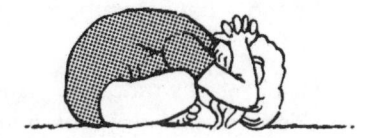

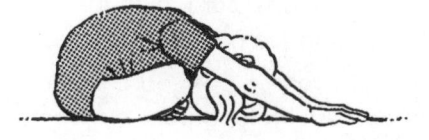

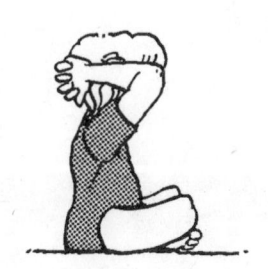

A CINTURA PÉLVICA

6. O arco-íris

Posição: ajoelhada, sentada sobre os calcanhares, mãos colocadas atrás dos pés, punhos fechados, ou palmas das mãos no chão

- Levante o quadril encolhendo os glúteos para arredondar as costas, da nuca aos joelhos;
- Incline-se para trás, apóie-se sobre os cotovelos e deixe a cabeça pender para trás; estenda os braços lentamente e deite; relaxe nesta postura observando a respiração.

Ao executar este exercício pela primeira vez, a criança pode separar os joelhos.

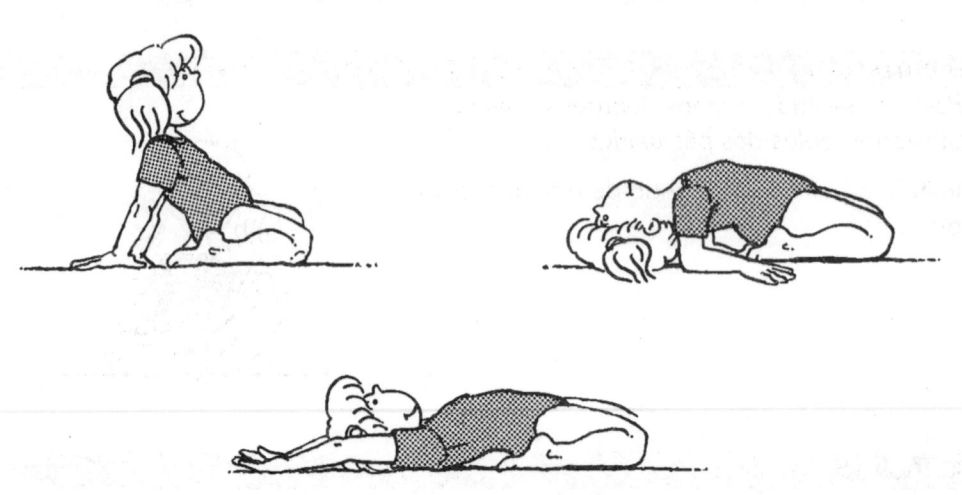

7. A rã

Posição: quatro apoios

- Sente-se sobre os calcanhares e afaste os joelhos o máximo que puder; expirando, estenda as mãos para a frente bem longe; mantendo os calcanhares junto às nádegas, coloque o peito no chão;
- Inspirando, volte à posição com quatro apoios sem mover as mãos ou os joelhos; deixe as costas afundarem e levante a cabeça; desça expirando profundamente; repita o exercício três vezes.

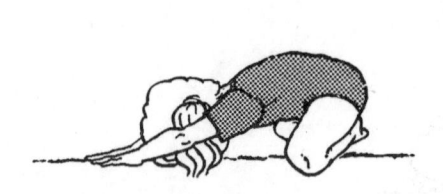

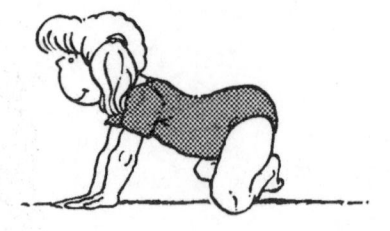

A CINTURA PÉLVICA

8. O pato

Posição: em pé, os pés separados (distância equivalente à largura dos quadris) com as pontas para a frente, joelhos ligeiramente flexionados e separados, mãos nos quadris

- Faça movimentos de báscula com a bacia para a frente e para trás;

- Imitando um pato, levante as nádegas e desloque a bacia fazendo movimentos semicirculares (cinco vezes);

- Levante um lado do quadril, depois o outro (cinco vezes);

- Combine os três movimentos traçando um círculo no espaço com cada lado do quadril (dez vezes).

A respiração é livre.

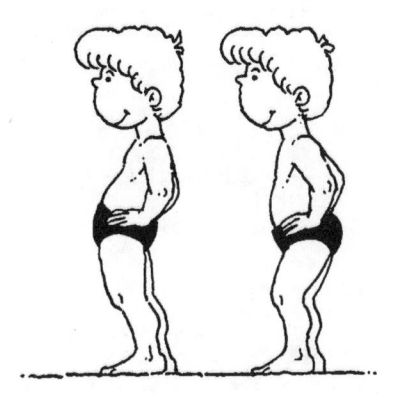

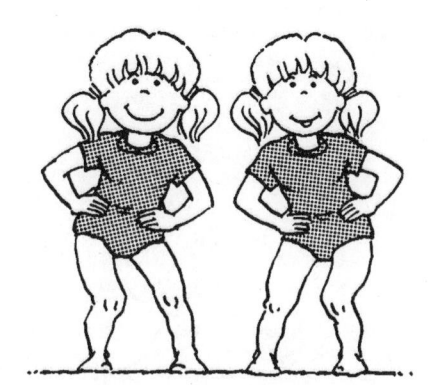

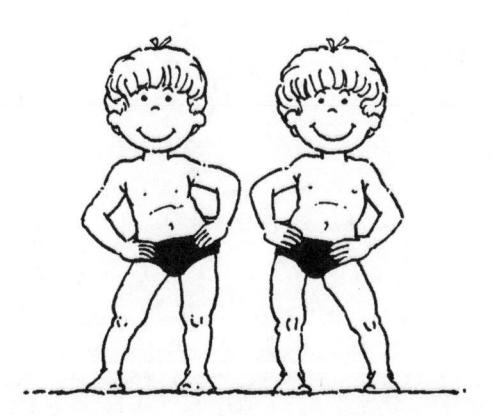

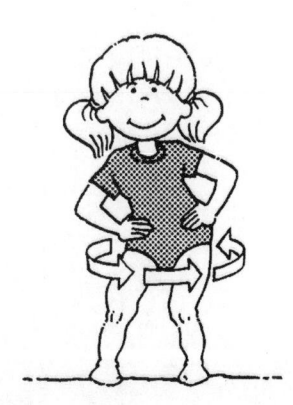

A CINTURA PÉLVICA

9. A reverência
Posição: quatro apoios

- Cruze um joelho atrás do outro e separe os pés;
- Sem mover as mãos, sente-se sobre um pé, sobre o outro, entre os dois;
- Sentado entre os pés, coloque a testa no joelho de cima;
- Sentado entre os pés, endireite as costas e expire três vezes.

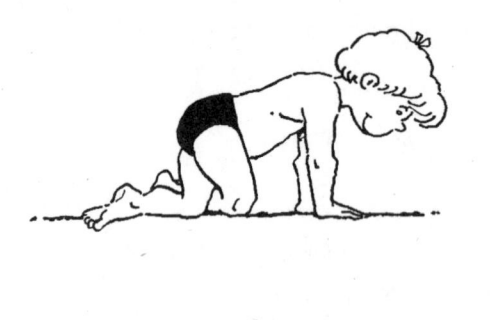

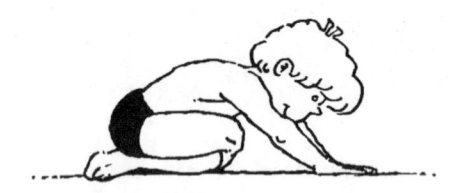

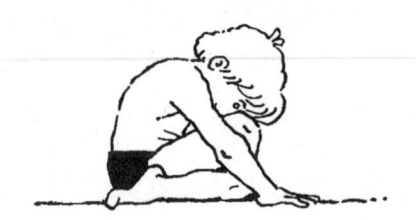

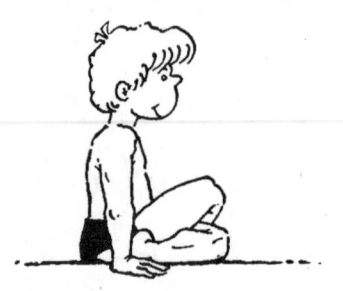

CAPÍTULO 11

A COLUNA VERTEBRAL

Prevenir as dores musculares e lesões da coluna

PORQUÊ?

Desde cedo a coluna vertebral é submetida a pressões que, ao longo prazo, correm o risco de prejudicar o desenvolvimento da criança.

Uma boa postura adquire-se desde a infância. Ela assegura uma excelente circulação do fluxo nervoso entre as diferentes partes do corpo e permite que o cérebro permaneça alerta. Uma coluna flexível e saudável facilita também a respiração levando o abdome e o tórax a adotar a melhor postura.

COMO?

Convide a criança a tornar sua coluna flexível e fortaleça os músculos a ela ligados com o auxílio de posturas e movimentos.

QUANDO?

Os exercícios de flexibilidade da coluna vertebral são recomendados para quando a criança estiver relaxada e seu corpo devidamente "aquecido".

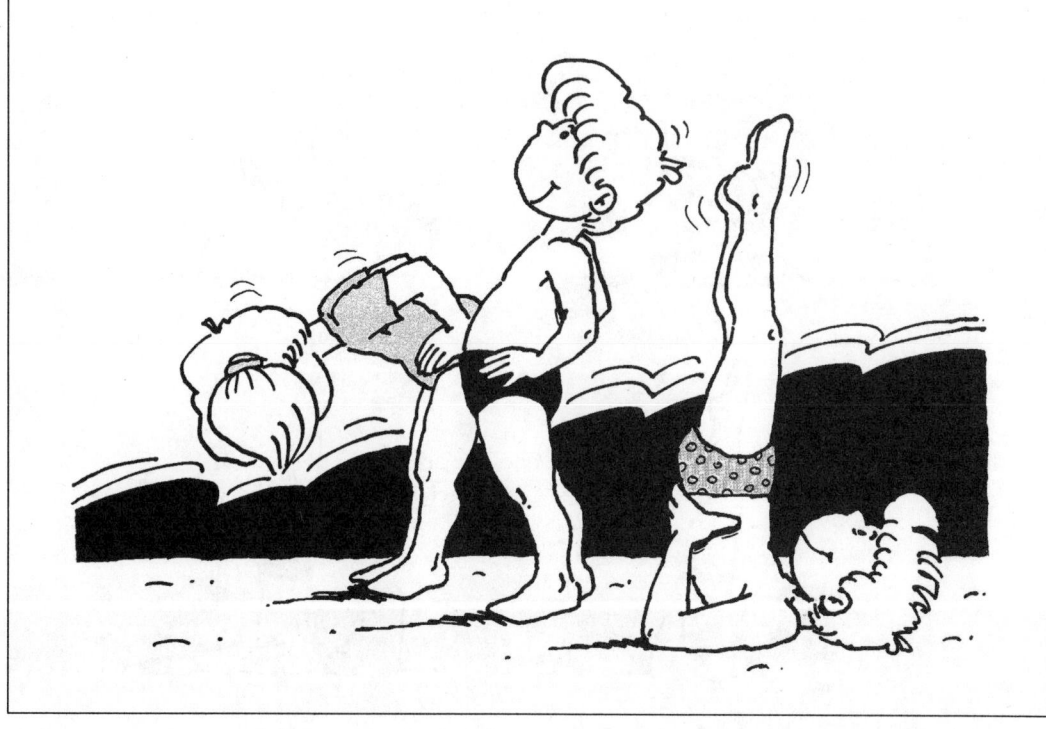

A COLUNA VERTEBRAL

11.1 POSTURAS

1. A folha dobrada

Posição: de joelhos, sentada sobre os calcanhares, corpo dobrado para a frente, testa no chão, braços sobre a cabeça ou ao longo do corpo, mãos cruzadas nas costas

- Mantenha esta postura o tempo que desejar; respire livremente.

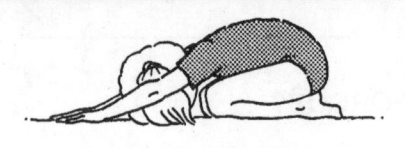

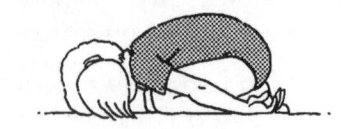

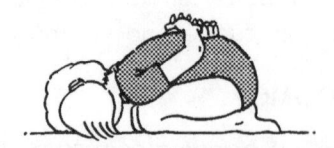

2. A vela

Posição: deitada de costas

- Dobre as pernas, leve os joelhos em direção ao peito, levante os quadris para aproximar os joelhos do rosto; sustente os quadris com as mãos, estenda as pernas na vertical, deixe as mãos no chão; respire três vezes enchendo o abdome.

Cada etapa representa em si um movimento e uma dificuldade suplementar. É preciso adaptar estes exercícios às possibilidades de cada criança.

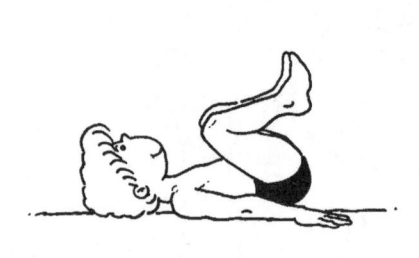

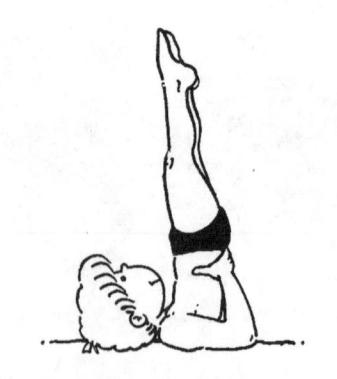

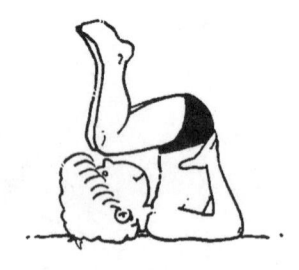

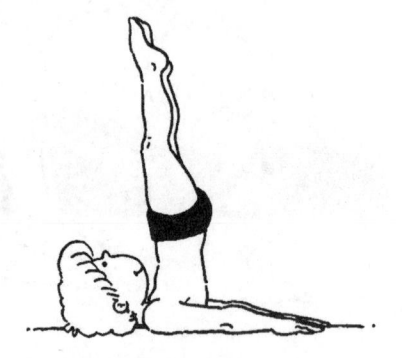

A COLUNA VERTEBRAL

3. A bola

Posição: deitada de costas

- Abrace os joelhos dobrados junto ao peito, levante a cabeça; balance para a frente e para trás, para a direita e para a esquerda.

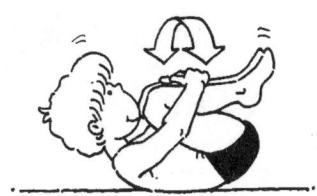

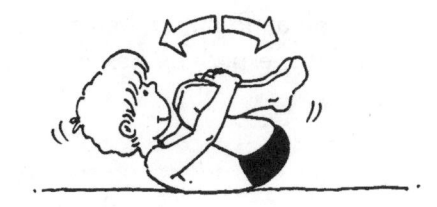

4. A esfinge

Posição: deitada de barriga para baixo, apoiada sobre as mãos, cabeça levantada e olhar para a frente (sem levantar o queixo), púbis no chão, glúteos contraídos, ombros baixos

- Mantenha o abdome no chão expirando por três vezes.

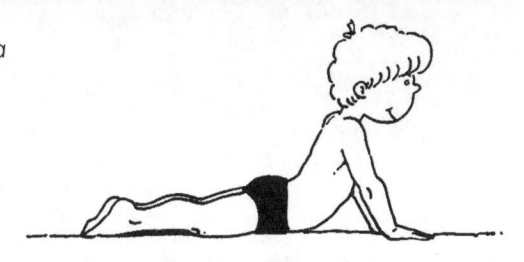

Após uma postura em abertura forte como esta, é preciso encadear com uma contra-postura enrolada como "a folha dobrada" descrita anteriormente.

5. Gandhi

Posição: sentada de lado como uma sereia, pernas dobradas

- Deixe a coluna vertebral se curvar para o lado; expire por três vezes.

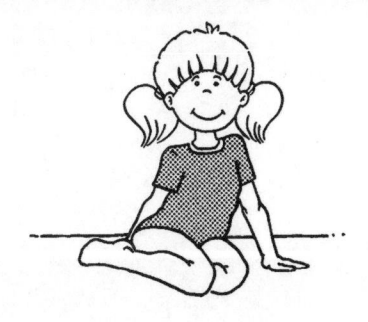

A COLUNA VERTEBRAL

6. O cachorrinho

Posição: ajoelhada, sentada sobre os calcanhares

- Coloque as mãos no chão diante dos joelhos, dedos apontados para a frente, mantenha a cabeça reta, olhando para a frente e os ombros abaixados; expire por três vezes.

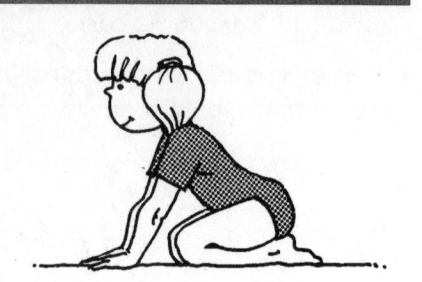

Esta postura, mais relaxada, pode ser utilizada para os exercícios de rosto, Capítulo 8, sessão 8.2.

11.2 MOVIMENTOS

1. A cobra

Posição: ajoelhada e sentada nos calcanhares

- Deixe as costas se arredondarem para trás, incline a cabeça para a frente (a coluna toma a forma de um parêntese ")";
- Empurre a báscula da bacia para a frente curvando a parte baixa da coluna (a coluna toma a forma de um "S");
- Prolongue o movimento até a cabeça (a coluna toma a forma de um parêntese ")";
- Empurre a báscula da bacia para trás, deixe o movimento se desenrolar até a cabeça, e assim por diante (a coluna ondula como uma cobra); repita o exercício várias vezes.

A respiração é livre. Estes exercícios podem ser executados sentado numa cadeira.

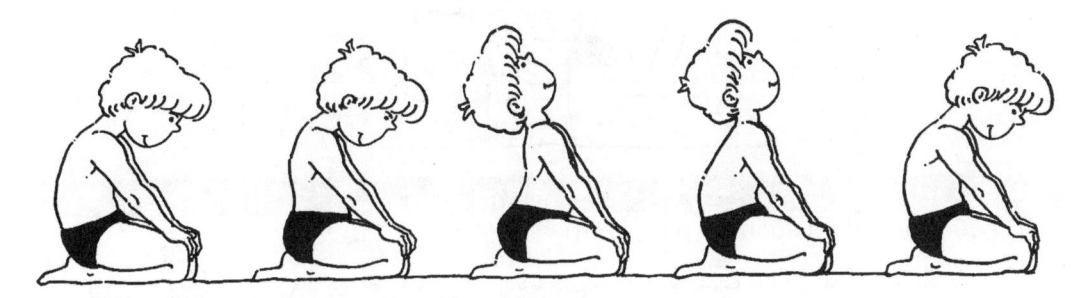

2. O bambolê

Posição: ajoelhada, sentada sobre os calcanhares, quadril imóvel

- Curve a coluna para a frente e para trás (três vezes);
- Curve a coluna para a direita e para a esquerda (três vezes);
- Repasse os quatro pontos fazendo um círculo num sentido e depois no outro (três vezes).

A respiração é livre. A bacia permanece imóvel.

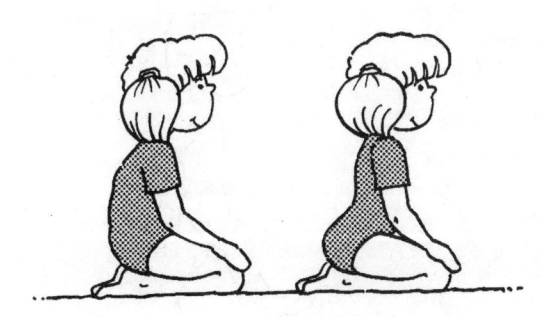

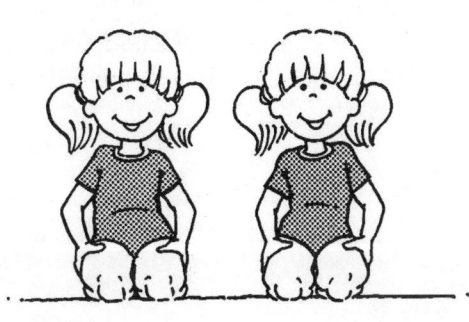

A COLUNA VERTEBRAL

3. O gato
Posição: com quatro apoios

- Inspirando, sele as costas; expirando, arredonde as costas (três vezes); mude o sentido da respiração;
- *Variante*: mantenha as costas retas, respire elevando uma perna dobrada ou estendida.

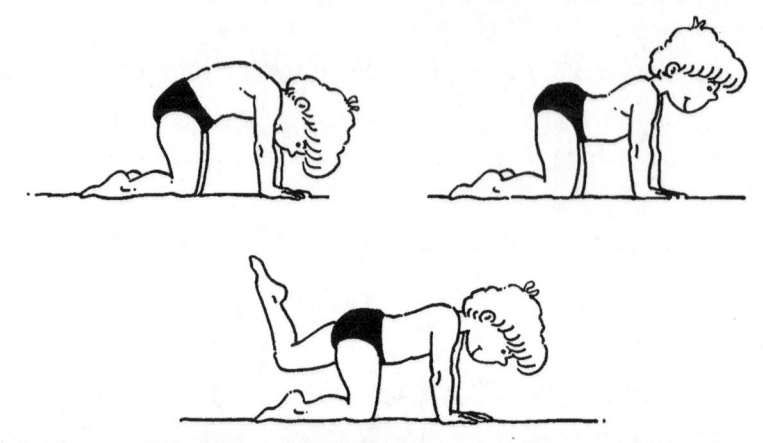

4. O berço
Posição: deitada de barriga para baixo

- Dobre os joelhos, junte os pés e segure-os com as duas mãos; levante a cabeça, expire três vezes ou se balance como um berço.

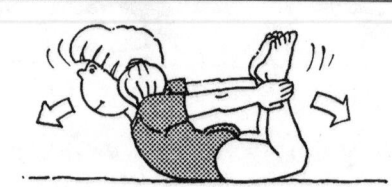

Este exercício é indicado para as crianças que conseguem executar esta postura sem dor, só por prazer. Em seguida, fazer uma contra-postura enrolada como a da "folha dobrada" (Exercício 1, sessão 11.1).

5. A camponesa
Posição: em pé

- Caminhe com uma almofada na cabeça (ou substitua por um saco de areia de 300 a 500 g).

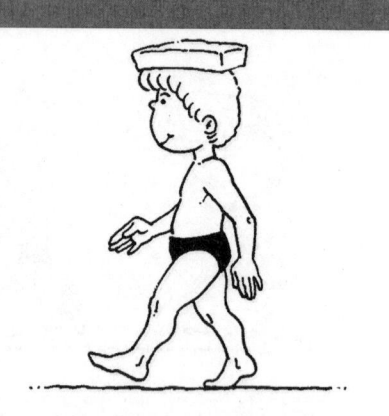

A COLUNA VERTEBRAL

6. O arco

Posição: ajoelhada

- Estenda a perna esquerda para o lado, coloque a mão esquerda sobre o lado direito do quadril; inspirando levante e estenda o braço direito na vertical; relaxe na expiração (três vezes);
- *Variante*: execute o mesmo exercício em pé, com as pernas afastadas.

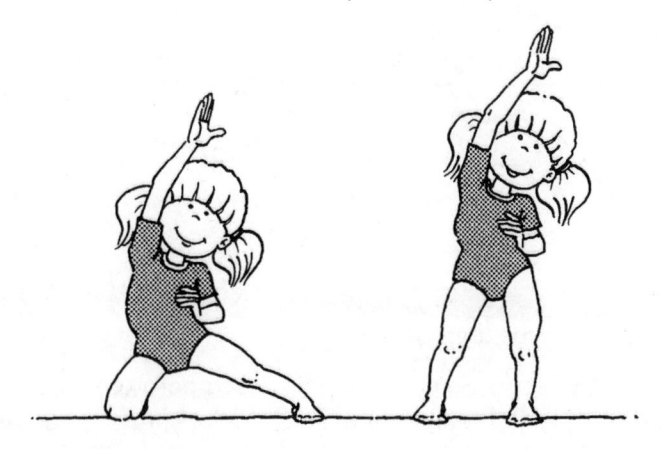

7. A tesoura

Posição: deitada de costas, braços em cruz

- Coloque um calcanhar sobre os dedos do outro pé; gire o quadril em direção ao lado do pé que está embaixo, gire a cabeça no sentido inverso; expire três vezes.

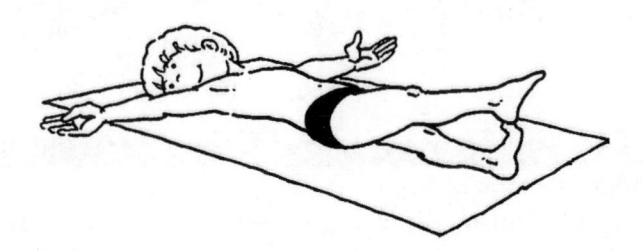

A COLUNA VERTEBRAL

8. A hélice

Posição: sentada, pernas estendidas, costas retas, braços em cruz

- Gire para o lado e coloque o tórax no chão (a cabeça fica voltada para o lado oposto às pernas).

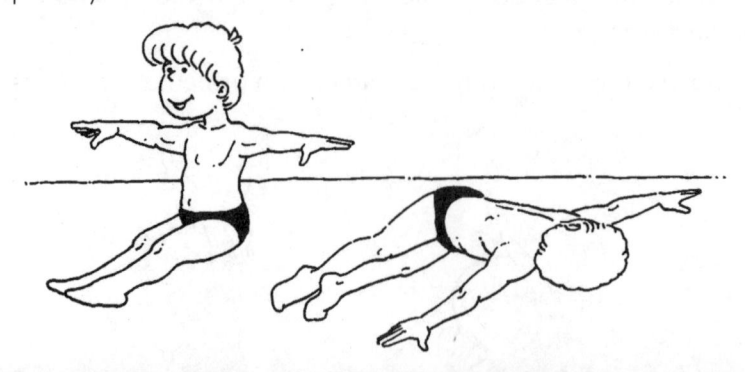

9. O avião

Posição: deitada de costas, braços em cruz

- Leve os joelhos em direção ao peito, depois desça para um lado girando a cabeça para o lado oposto, desdobre ligeiramente os joelhos; expire três vezes;
- Leve os joelhos em direção ao peito novamente, descanse alguns instantes e desça as pernas para o outro lado; expire três vezes;
- *Variante*: estenda a perna que fica embaixo.

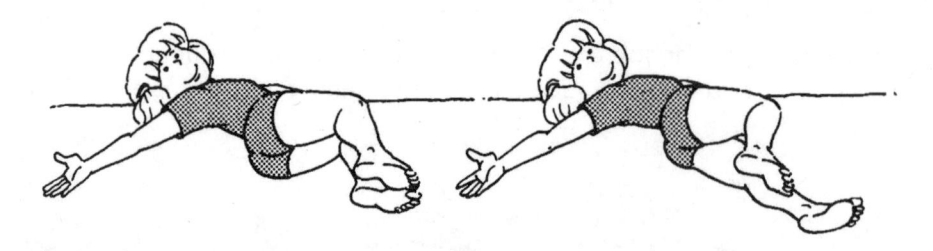

10. A rosca

Posição: ajoelhada, sentada sobre os calcanhares, braços em volta da cintura (o direito na frente e o esquerdo nas costas)

- Gire para a esquerda deslizando as mãos e, inspirando, gire a cabeça, os olhos, os ombros; mantenha a postura soprando o ar, volte expirando três vezes; mude de lado.

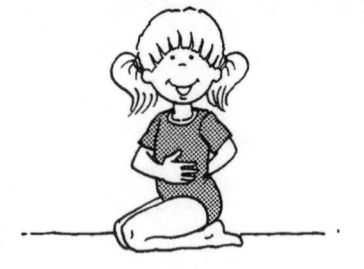

A COLUNA VERTEBRAL

11. A espiral
Posição: sentada, pernas estendidas

- Flexione a perna direita e coloque o pé direito à esquerda do joelho esquerdo (se necessário, apoie a mão direita no chão atrás do quadril); inspirando, gire a cabeça, os olhos, os ombros para a direita e alongue a coluna vertebral.

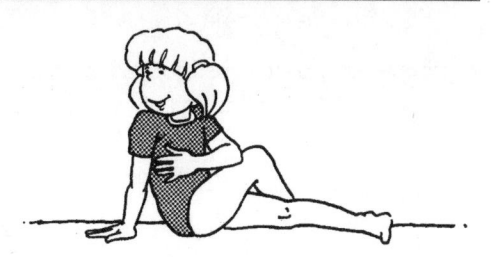

12. O saca-rolhas
Posição: em pé, pernas e braços afastados

- Gire todo o corpo para a esquerda, inclinando-se para o mesmo lado e deslize as mãos por trás, em direção ao tornozelo direito.

Este exercício é difícil, mas as crianças se divertem muito com ele.

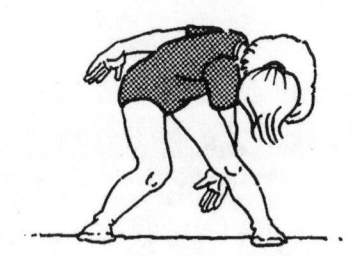

13. O aro
Posição: em pé, pernas afastadas, mãos sobre os quadris

- Flexione o corpo para a frente e para trás (três vezes);
- Flexione o corpo para o lado (três vezes);
- Faça rotações para a direita e para a esquerda (três vezes);
- Faça círculos nos dois sentidos (três vezes).

Respirar livremente.

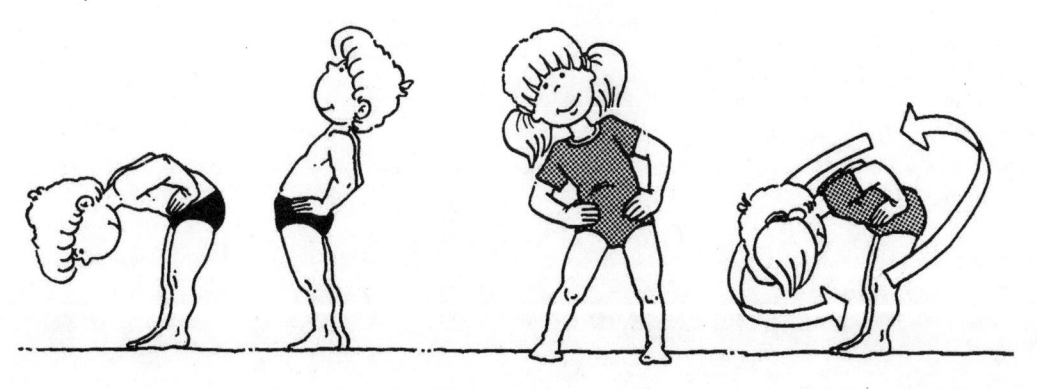

O EQUILÍBRIO

14. O pregador de roupas
Posição: deitada de costas

- Eleve as pernas, estique os joelhos; levante a cabeça e, expirando, segure a ponta dos pés com as duas mãos (três vezes);
- *Variante*: toque alternadamente o pé direito e o pé esquerdo.

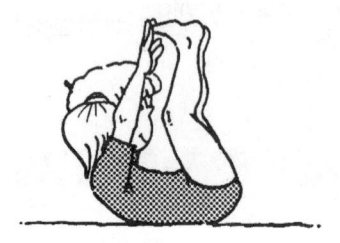

15. As mãos coladas
Posição: deitada de costas, braços em cruz, palmas das mãos no chão

- Eleve a cabeça na expiração, mantendo os ombros, os braços e as mãos no chão (não levante as nádegas); repita o exercício três vezes.

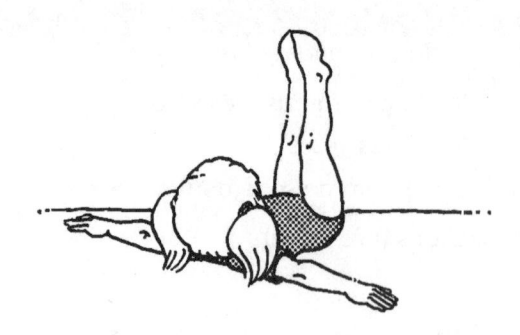

CAPÍTULO 12

12.1 A GINÁSTICA LENTA

Despertar a suavidade e a flexibilidade

PORQUÊ?

As crianças apresentam muita dificuldade em coordenar gestos ou executar movimentos com suavidade. A Ginástica Lenta permite maior domínio dos movimentos ao trabalhar todas as partes do corpo.

COMO?

Proponha à criança uma sucessão de movimentos a partir de uma postura bem definida. Inicialmente esta posição pode ser difícil de ser executada, mas a criança deve dominar bem, para ser capaz de mantê-la sem esforço durante todo o exercício.

QUANDO?

A Ginástica Lenta é praticada antes ou depois de uma atividade, para aumentar ou despertar a capacidade de concentração.

12.2 A GINÁSTICA NÃO VOLUNTÁRIA

Estimula a espontaneidade

PORQUÊ?

A criança adota posturas e executa movimentos com os quais se sente confortável de forma natural. A Ginástica Não Voluntária estimula esta espontaneidade. Ela deixa o corpo exprimir suas necessidades conferindo conforto e bem-estar.

COMO?

Faça a prática de movimentos que estimulam a criança a deixar seu corpo agir livremente.

QUANDO?

A Ginástica Não Voluntária prepara a criança para atividades que exijem grande capacidade de atenção e muita concentração. Ela é, de fato, apropriada quando a criança está agitada ou turbulenta.

A GINÁSTICA LENTA e A GINÁSTICA NÃO VOLUNTÁRIA
12.1 A GINÁSTICA LENTA

1. Hércules

Posição: em pé, com os pés paralelos e afastados (distância equivalente à largura dos quadris), dedos dos pés bem firmes no chão; o peso do corpo repartido igualmente entre os calcanhares e a base dos artelhos; joelhos flexionados e afastados de maneira que as pernas pareçam retas quando visto de frente; o quadril em posição intermediária, projetado nem para a frente ou para trás; nádegas e abdome relaxados; o corpo "sentado" sobre o quadril (perfil, a cabeça, os ombros, o quadril e os tornozelos seguem a mesma linha vertical); a caixa torácica baixa, os ombros relaxados, os braços caídos ao longo do corpo

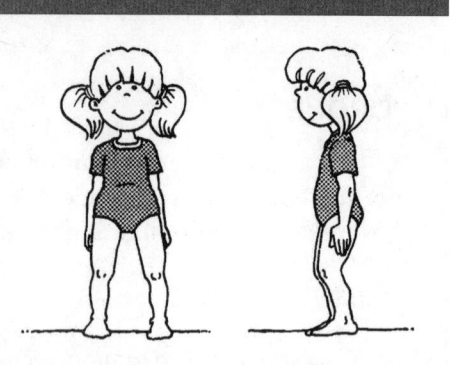

- Levante os braços bem lentamente para a frente até ficar na horizontal, mantendo os ombros baixos; desça os braços lentamente;

- Levante os braços bem lentamente na lateral até ficarem na horizontal, mantendo os ombros baixos; desça os braços lentamente.

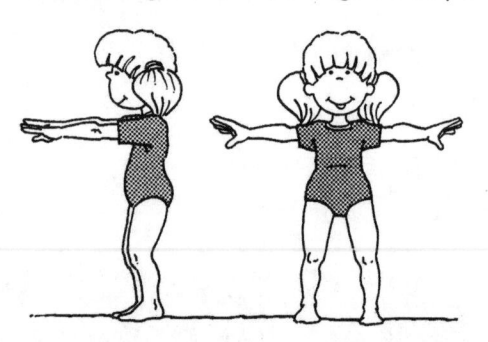

Nas duas posições acima, a criança pode executar movimentos lentos com a nuca e com as mãos.

- Coloque as mãos dos lados da cabeça, dobre os punhos para trás, depois empurre as mãos lentamente para o alto como se estivesse segurando um objeto; atenção para não arquear as costas, não leve a cabeça ou o quadril para a frente, não levante o peito ou encolha o abdome;

- Lentamente, leve um pé para a frente e levante o calcanhar.

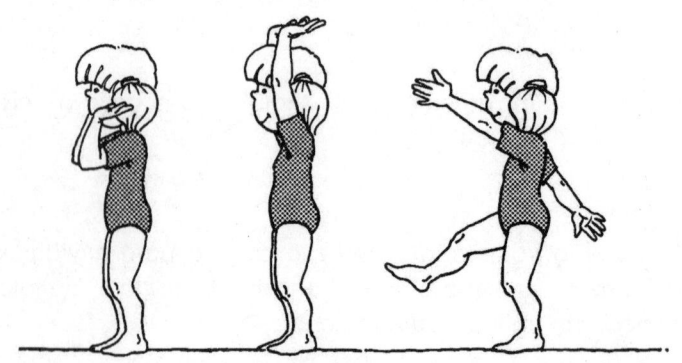

12.2 A GINÁSTICA NÃO VOLUNTÁRIA

1. O vai e vem
Posição: deitada

- Deixe a cabeça rolar de um lado para o outro no chão, seguindo um ritmo.

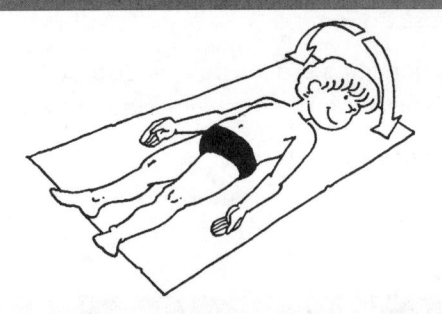

2. O balanço
Posição: ajoelhada ou sentada sobre os calcanhares ou um banquinho

- Balance a cabeça para os lados e relaxe;
- Faça círculos com a cabeça e relaxe;
- Faça o movimento do ∞ com a cabeça e relaxe;
- Ondule a coluna vertebral ("a cobra") e relaxe;
- Faça círculos com o corpo e relaxe.

3. A vela derretida
Posição: com quatro apoios

- Afunde as costas, arredonde as costas ("o gato"), depois deixe o corpo se movimentar em todas as direções, fazendo alongamentos.

4. O gorila
Posição: em pé

- Segurando-se com as duas mãos, pendure-se em um galho, na porta, etc., ou apoie-se contra um obstáculo deixando o corpo alongar.

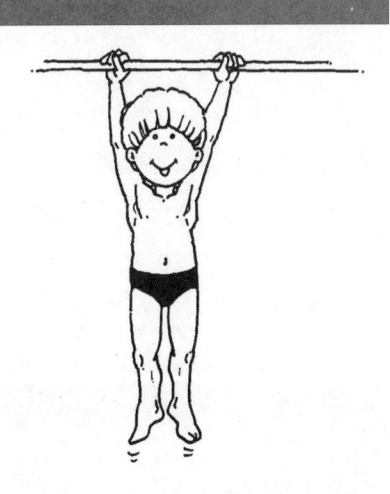

A GINÁSTICA LENTA e A GINÁSTICA NÃO VOLUNTÁRIA

5. A alga
Posição: em pé

- Balance os braços de um lado para o outro; deixe o corpo seguir um movimento de rotação ao ritmo e velocidade que desejar;
- Dance ao som de uma música.

6. A girafa cansada
Posição: sentada, em pé ou deitada

- Entreabra ligeiramente a boca, aspire o ar profundamente no peito (abra a garganta como se quisesse engolir um ovo inteiro) e boceje fazendo barulho;
- Estenda os braços, gire os punhos e alongue; estenda as pernas, gire os tornozelos e se alongue.

A criança deve relaxar o corpo, bocejar, se alongar, suspirar, espirrar e deixar que seu corpo se manifeste sempre que sentir necessidade.

CAPÍTULO 13

13.1 A GINÁSTICA PASSIVA

Facilitar a comunicação

PORQUÊ?

Desde muito cedo a criança é solicitada a estabelecer ligações com o seu ambiente. Nem sempre é fácil: às vezes se sente desajeitada, intimidada e até mesmo amedrontada. A Ginástica Passiva pode ajudar a vencer estas dificuldades. Ao colocá-la em contato estreito com os companheiros, proporciona a confiança necessária para se comunicar melhor com os outros, o que facilita a elaboração da imagem do próprio corpo.

COMO?

- Peça à criança para manipular delicadamente as articulações do companheiro deitado no chão.
- Oriente para agir com suavidade e evitar forçar os músculos de seu parceiro ou parceira.
- Repita os movimentos quantas vezes quiser. Se tiver pouco tempo, faça apenas uma parte do encadeamento.

QUANDO?

A Ginástica Passiva facilita o relaxamento e a comunicação. Os exercícios são igualmente úteis para estabelecer um clima de cumplicidade dentro de um grupo. Trata-se de uma forma agradável de socialização.

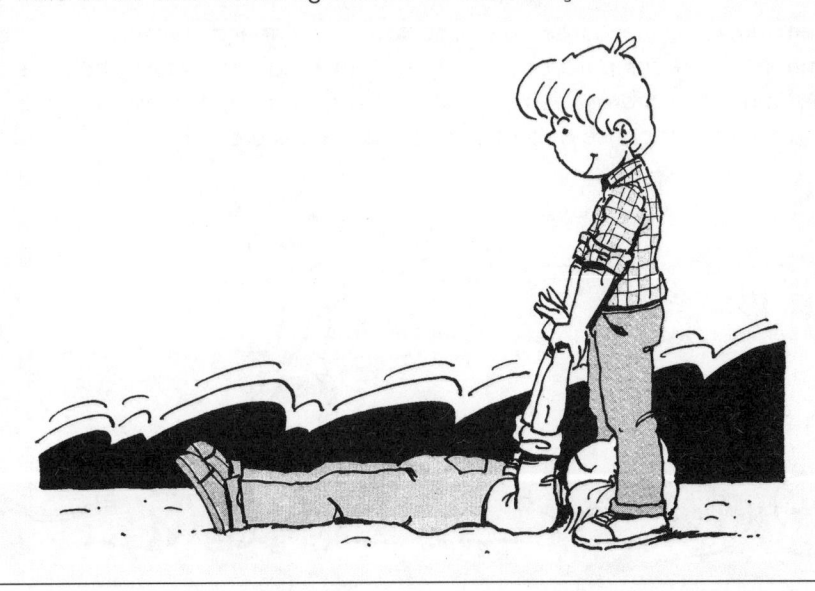

A GINÁSTICA DOCE NA ESCOLA e EM CASA

EXERCÍCIOS

Posição: aquele que recebe se deita de costas, braços e pernas ligeiramente afastados; aquele que pratica se ajoelha ao seu lado

1. Membros inferiores

- Eleve o tornozelo com uma mão e segure o pé com a outra; movimente o pé para cima, para baixo, para a direita, para a esquerda; faça círculos com o pé em ambas as direções; dobre, levante, afaste os dedos dos pés; puxe um dedo para cima, o outro para baixo;
- Coloque uma mão embaixo do joelho, a outra sob o calcanhar; eleve a perna, mova o joelho em direção ao peito suavemente, volte; coloque quadril e joelho a 90°, mova o pé para a direita, para a esquerda; descanse a perna delicadamente.

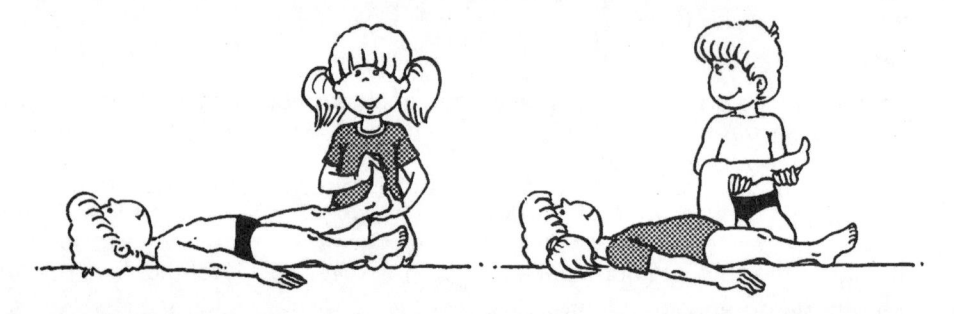

2. Membros superiores

- Segure a mão, separe e dobre os dedos (dobre um dedo, levante o outro, etc); rode o polegar em todas as direções; mova o pulso para a frente, para trás, para a direita, para a esquerda; gire o antebraço, dobre e desdobre o cotovelo; eleve o braço para mover o ombro e depois empurre-o para baixo;
- Fique em pé, coloque os pés de cada lado da cabeça, levante os pulsos e puxe suavemente os braços para cima sem levantar a coluna, relaxe; balance os braços para distender os ombros; deixe os cotovelos dobrarem e mova-os na direção dos pés e da cabeça; repouse delicadamente os braços e coloque-os em cruz.

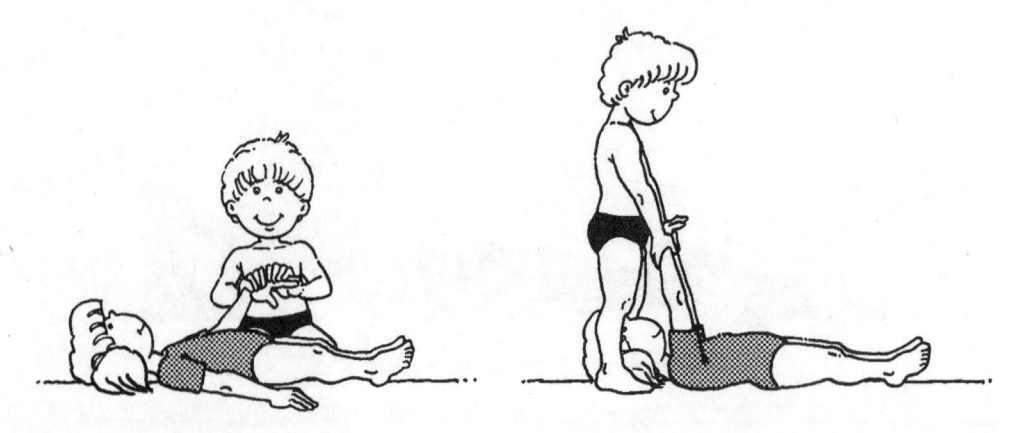

3. Cabeça

- Ajoelhe-se atrás da cabeça do seu parceiro; segure a cabeça dele com as duas mãos e eleve-a para a direita e para a esquerda; gire a cabeça nas duas direções; repouse a cabeça deslizando as mãos sobre os cabelos e estique--os suavemente.

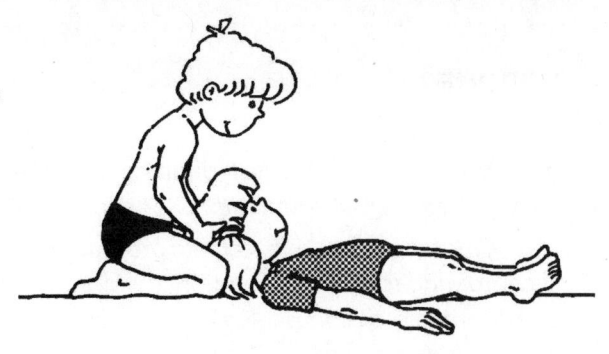

CAPÍTULO 13

13.2 A MASSAGEM

Torne-se cúmplice de sua intimidade

PORQUÊ?

Os contatos físicos são muitas vezes objeto de um certo pudor por parte das crianças. No entanto, quando aparece uma oportunidade de tocar seu companheiro, elas se encantam com aquele corpo que tanto se parece com o seu.

A massagem é um excelente pretexto para tocar o outro. Além de desenvolver a coordenação manual, a criança valoriza muito este contato. Ao proporcionar o relaxamento dos músculos do companheiro, a massagem propicia partilhar um momento de intimidade.

COMO?

- Faça massagem diante das crianças e convide-as a fazerem o mesmo com o parceiro que escolherem (um adulto ou outra criança).
- Instale os pares sobre tapetes ou grandes almofadas e toque sua música favorita. Assegure-se de que as crianças não estejam calçadas ou usando roupas muito apertadas que possam impedir seu relaxamento.
- Não obrigue as crianças a fazerem estes exercícios. Os que se recusarem a "participar da brincadeira" podem ficar tranquilamente afastados. Apenas observando seus companheiros, eles acabarão por mudar de atitude bem rapidamente!

QUANDO?

A massagem é indicada quando as crianças já se conhecem bem. Antes de uma atividade, ela ajuda a concentração; depois de um momento "explosivo" a massagem cria um clima de calma e relaxamento.

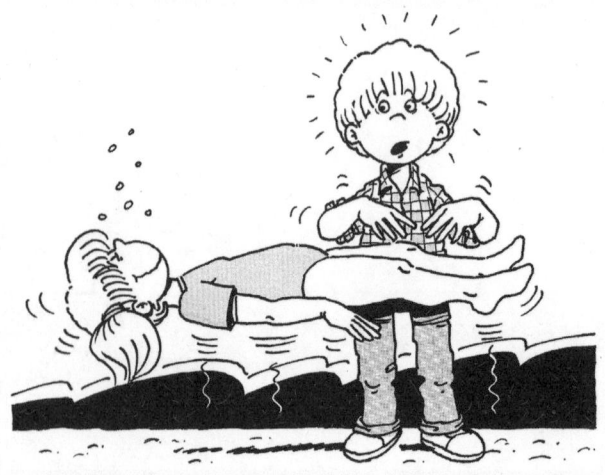

A GINÁSTICA PASSIVA e A MASSAGEM

MASSAGENS

Posição: uma criança deita-se de costas, relaxada, com os braços e pernas ligeiramente afastados, "completamente moldável"; a outra criança senta-se sobre os calcanhares em uma posição confortável

1. Corpo

- Fazer tapotagem, com os punhos ligeiramente fechados ou esfregar energicamente com as palmas das mãos as diferentes partes do corpo ("Do-In").

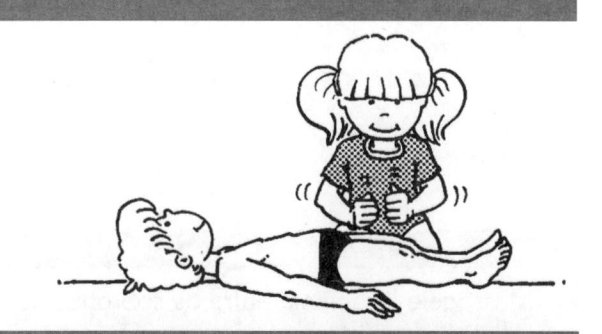

2. Cabeça

- Massageie o couro cabeludo passando as mãos nos cabelos; tente deslocar suavemente a pele de frente para trás e de um lado para o outro.

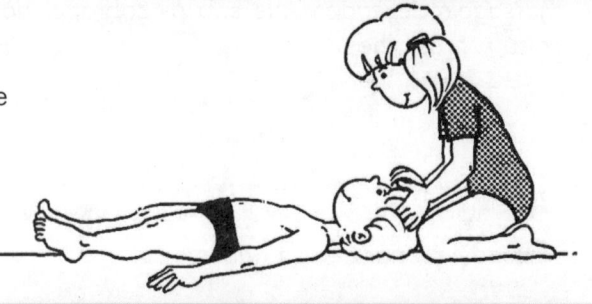

3. Rosto

- Massageie a testa com as duas mãos, do centro em direção ao exterior e voltando suavemente;
- Massageie as bochechas com as duas mãos fazendo círculos suaves, depois faça tapotagem;
- Massageie o queixo com as palmas das mãos, com movimentos de dobrar e esticar.

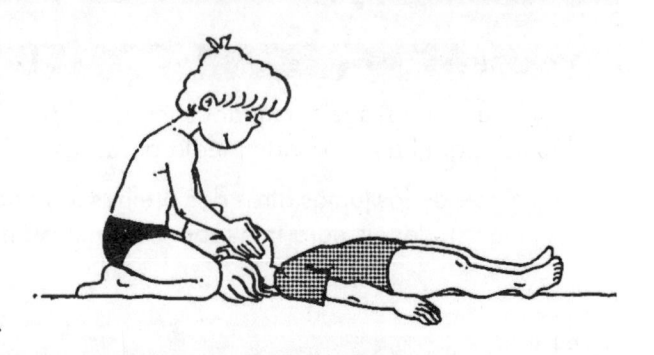

4. Mãos

- Esfregue os dedos como se estivesse calçando uma luva muito pequena;
- Belisque a ponta dos dedos, massageie a pele entre cada um deles;
- Puxe suavemente os dedos como se quisesse alongá-los.

GINÁSTICA DOCE e YOGA para Crianças

A GINÁSTICA PASSIVA e A MASSAGEM

5. Pés

- Friccione e massageie os peitos dos pés, os bordos internos e externos, as solas e os dedos dos pés, os tornozelos e os calcanhares.

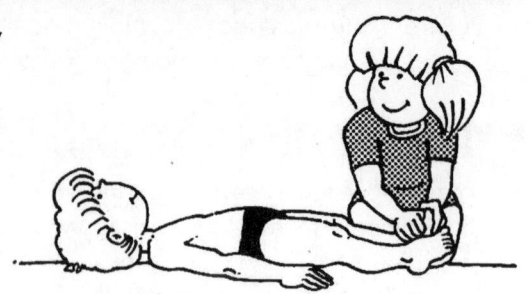

6. Olhos

- Massageie levemente entre as sobrancelhas com os indicadores, depois estique-os em direção às têmporas;
- Massageie delicadamente sob as sobrancelhas com os polegares; faça a mesma coisa sob os olhos.

7. Nariz

- Massageie o nariz e as narinas.

8. Orelhas

- Belisque e massageie cuidadosamente em volta do pavilhão auditivo; puxe os lóbulos para baixo, a parte média para trás e o lóbulo superior para cima;
- Passe dois dedos juntos atrás das orelhas forçando os pavilhões para a frente (fechar as janelas), depois para trás (abrir as janelas); massageie de baixo para cima.

Bibliografia:

ABRASSART, J.L., *Massages californiens* (Massagens californianas), Éditions de la Maisnie. (Este título não foi publicado em português.)

CAMILLI, CL., *Le massage sensitif* (A massagem sensitiva), Éditions Maloine.

N.T.: A Massagem Sensitiva tem suas raízes na chamada Massagem californiana, também chamada Massagem Esalen, introduzida por Bernard Gunther e Molly Day no Instituto Esalen da Califórnia nos anos 1960.

CAPÍTULO 14

A VISUALIZAÇÃO

Desenvolver a imaginação e a criatividade

PORQUÊ?

A imaginação da criança é transbordante (as travessuras bem o demonstram!). Infelizmente em nossos dias, a sociedade deixa bem pouco espaço para esta criatividade. E ao crescer, a criança tende a imitar o que é valorizado, solicitando cada vez menos sua capacidade inventiva.

A visualização permite voltar às origens da imaginação. Ela propicia o relaxamento, a concentração e aumenta a capacidade de memorização.

COMO?

- Convide a criança a compor suas próprias imagens e a passá-las em sua tela mental, como num sonho.
- Crie um clima de descontração e relaxamento. Peça à criança para se sentar ou deitar confortavelmente.
- Assegure-se de que o tempo dedicado a estes exercícios seja determinado em função da idade e da personalidade da criança.

QUANDO?

Os exercícios de visualização podem ser executados de manhã cedo, antes de uma atividade ou após um período intenso de trabalho ou brincadeira.

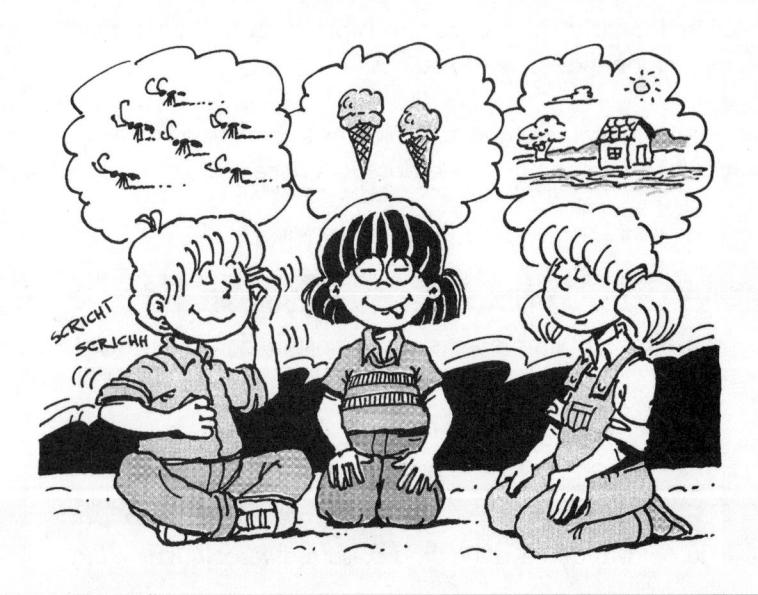

A VISUALIZAÇÃO
14.1 FORMAÇÃO DE IMAGENS MENTAIS A PARTIR DA CONCENTRAÇÃO

Posição: acomodada confortavelmente

1. Concentração em um objeto

- Observe e apalpe uma pedra, perceba sua forma, cor, peso, composição, etc.;
- Feche os olhos e veja a pedra na "tela mental" dentro da cabeça (se não conseguir pode olhar novamente a pedra e recomeçar);
- Associe a pedra a outros objetos (seja por analogia à natureza da pedra, seja por relação ao local onde foi encontrada);

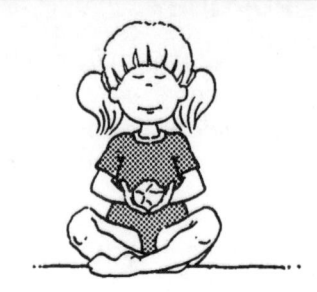

    – *primeiro exemplo*: veja pedras muito diferentes (material, forma, cores e tamanhos diversos);
    – *segundo exemplo*: veja o que havia em torno da pedra (raízes, troncos de árvore, conchas, garrafas vazias, etc.);
    – *terceiro exemplo*: imagine maneiras diferentes de utilizar esta pedra (fazer música, jogar futebol, quebrar um vidro, etc.);

- Imagine várias situações:

    primeiro exemplo: a história da pedra em nossa casa (como nasceu? como foi fabricada? de onde vem? em que vai se transformar?);
    segundo exemplo: a história da pedra "em outro lugar", em um outro tempo, um outro país;
    terceiro exemplo: esta pedra se transforma em "outra coisa", um pequeno personagem, um animal, o rei dos mares.

    Proponha sempre um objeto que seja simples e familiar às crianças para impedir que a imaginação vagueie demasiado e possam concentrar-se mais facilmente.

2. Concentração em um desenho

- Observe uma imagem simples e siga o mesmo desenvolvimento que o exercício precedente.

3. Concentração em uma palavra

- Pense em uma palavra que evoque uma coisa real (escola, casa, mar).

A VISUALIZAÇÃO

4. Concentração em uma palavra sem sentido

- Pense em algumas palavras deformadas (exemplo: uma "caserta", um "livronzo"), concentre-se em palavras inventadas (exemplo: as "cafrinas", os "cabrafantes", os "ursocardos") ou ainda em palavras que não fazem parte do vocabulário infantil.

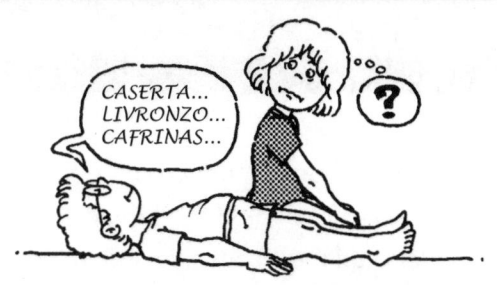

5. Concentração em uma sensação

- Lembre-se de sensações auditivas, visuais, olfativas, táteis, gustativas.

6. Concentração dirigida

- Concentre-se em um desenho, uma frase, um exercício; exemplo: apague bem sua tela mental e desenhe uma linda flor;

- Pense longamente na flor, escolha a flor, pode "vê-la" na natureza, em um buquê, dentro de um livro;

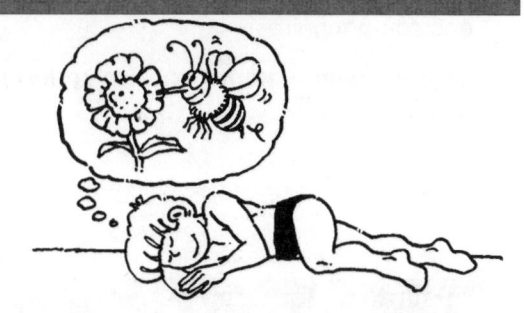

- Prepare o material necessário para desenhar a flor; desenhe um caule, depois o miolo da flor; em volta, coloque as pétalas (a flor já está bem bonita!); acrescente folhinhas nos lados do caule;

- É uma flor mágica que muda de cor; ela é "azul", depois fica "vermelha", depois "rosa", "amarela", de todas as cores;

- Respire e sinta o perfume da flor, ela tem um cheiro bom;

- Se abrir bem os ouvidos, pode ouvir uma abelha: ela se aproxima zumbindo, dá uma voltinha em cima da flor, depois pousa no miolo para buscar o néctar; graças a ela, logo vai ter um mel delicioso;

- Hum! Que mel gostoso em cima de uma torradinha que você imagina comer;

- Peça esta torradinha para o lanche (volta ao real, outro pensamento, apague a tela mental que criou);

- Abra os olhos.

A VISUALIZAÇÃO

14.2 FORMAÇÃO DE IMAGENS MENTAIS A PARTIR DE ESTÍMULOS DIVERSOS

Posição: sentada ou deitada, com calma e descontração

1. Suportes reais

- Internamente, concentre-se em uma mesa, um jogo, uma boneca, um carro, uma criança, sua mão, seu pé, seu boné;
- Do lado de fora, concentre-se em uma árvore, uma nuvem, uma pedra, uma flor, uma bola, sua mão, seu pé, seu boné;
- Feche os olhos quando se sentir cansado e continue vendo o objeto escolhido "dentro da cabeça"; quando parar de ver (ou ver outra coisa), olhe novamente o objeto e recomece;
- Se tiver vontade, desenhe o objeto escolhido; guarde o desenho para si ou mostre aos companheiros.

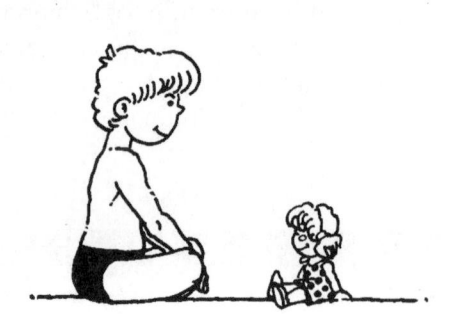

Uma imagem, uma foto ou um cartão postal também podem servir como ponto de partida.

2. Palavras de lembranças

- Se for possível, feche os olhos e, seguindo as palavras de um adulto, veja pessoas ou coisas dentro da cabeça (sua mãe, sua cama, um barco, uma árvore, uma borboleta, seu colega, você mesmo, seus cabelos, seus olhos);
- Veja uma imagem com todos os detalhes (uma casa com a janela aberta, a fumaça de uma chaminé, a porta de madeira fechada, um vaso de flores).

3. Acontecimentos recentes (introdução do movimento)

- Siga as sugestões do adulto, imagine-se brincando no pátio, pintando, lavando as mãos, saboreando algo gostoso.

A VISUALIZAÇÃO

4. Situações vividas em outro lugar

- Siga as sugestões do adulto, veja dentro da "tela mental" que está se vestindo em seu quarto, passeando num parque.

  É interessante acrescentar novas dimensões a estes exercícios (outros tempos, outros lugares, outros costumes).

- Imagine-se pintando: "Sou um aluninho chinês numa escola chinesa";
- Imagine-se lavando as mãos: "O que aconteceria se a água não existisse?";
- Imagine-se comendo: "Eu vivo o tempo dos homens pré-históricos";
- Imagine-se vestindo-se: "Eu moro no espaço ou na lua";
- Imagine-se passeando: "Estou caminhando numa floresta mágica povoada de animais diferentes".

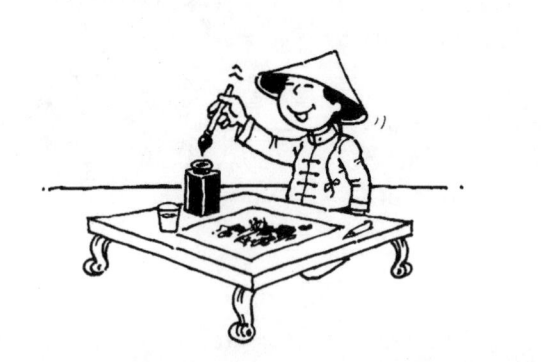

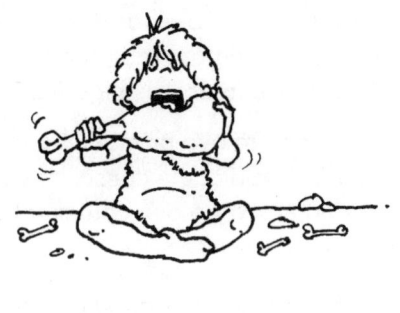

5. Imagens simples (introdução de um cenário)

- Feche os olhos e, siga as sugestões do adulto, veja um gatinho em cima de uma almofada, um barquinho no mar, um passarinho voando no céu cheio de nuvens, o sol nascendo atrás da montanha.

  As crianças devem "ver" belas imagens. Para isto, é preciso que estejam descontraídas e que o adulto fale lentamente para que cada uma tenha tempo de imaginar.

6. A borracha

- Concentre-se em um objeto, como uma borracha de apagar, e observe (forma, cor, material, tamanho), visualize (veja a borracha com os olhos fechados), imagine-a sob diferentes aspectos (com uma outra cor, com asas de borboleta, com pernas de tartaruga); volte à borracha e imagine que está apagando um desenho com ela.

A VISUALIZAÇÃO

7. Sequência de imagens

- Siga as sugestões do adulto, veja uma casa com as janelas fechadas e outra casa com as janelas abertas;
- Veja uma borboleta que voa e pousa;
- Veja um carro que começa a andar, roda pela rua, para no sinal vermelho;
- Veja uma flor que se abre lentamente ao sol e se fecha ao anoitecer.

8. Historinhas

Imagine:

- "Um gatinho que dorme enrolado como uma bola perto da lareira, ele ouve um barulho, abre os olhos, levanta as orelhas e se espreguiça... vê sua dona que lhe dá um prato de leite, ele bebe. Que gostoso... ele lambe os bigodes."

- "Dentro de um ovo branquinho mora um pintinho amarelo. Um dia, ele cansou de ficar fechado. Bateu na casca do ovo com seu bico pontudo e quebrou a casca."

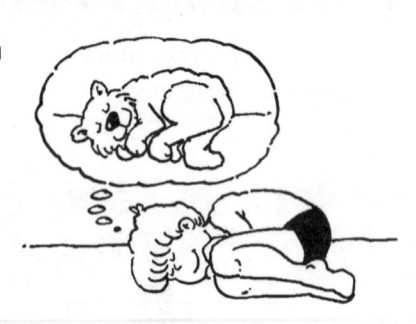

A história pode parar aí ou continuar:

"Com muita dificuldade ele consegue enfiar a cabeça no buraco, depois uma pata e a outra... e está do lado de fora! Ele olha para tudo, espantado: como é grande! como é bonito!"

A história pode parar aí ou continuar:

"Ele arregala os olhos e parte contente para visitar o mundo... de repente, descobre sua mamãe galinha e vai correndo se abrigar debaixo da sua asa."

- "Certa manhã, uma senhora abre as janelas de sua casa, todas as janelas... e o sol entra na casa, na cozinha, no corredor, nos quartos, no banheiro... a senhora está contente, ela canta e os passarinhos também! Eles acabam de pousar nas janelas (acredito que se você prestar atenção também vai escutá-los cantando!)"

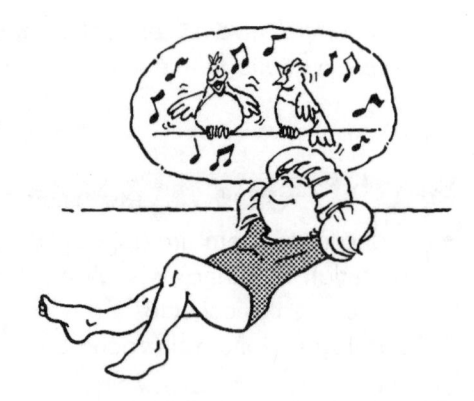

A VISUALIZAÇÃO

A história pode parar aí ou continuar:

"À tarde, quando o sol se esconde atrás da montanha, a senhora fecha todas as janelas... os passarinhos param de cantar. Todo mundo vai dormir."

Esta história pode também ser contada do final para o princípio se o contador quiser despertar as crianças em lugar de adormecê-las.

- "Uma criancinha atravessa um jardim e entra numa casa que nunca tinha visto. Ela visita a casa, vai na cozinha e no quarto, atravessa o corredor, dá uma olhada no banheiro, depois encontra uma escada que desce len-ta-men-te. Está um pouco escuro, mas a criança não tem medo porque vê a luz de uma vela no fim da escada. Ela olha para a chama: é bonita, está dançando e brilhando. Quando chega embaixo, encontra uma corda comprida e enrolada. Ela brinca com a corda um pouquinho, desfazendo um a um todos os nós. Assim que termina, sobe lentamente a escada, atravessa a casa e sai."

A história pode terminar aqui ou continuar. Ela pode também terminar de várias maneiras:

"A criança vai para o jardim, o sol está brilhando e o ar tem um perfume gostoso! (se respirarmos bem, nós também podemos sentir!). Ela aspira o perfume das flores, depois se deita sob uma árvore e adormece". Ou... "A criança sai para encontrar seus amiguinhos" ou... "A criança sai, ouve a mãe chamando e volta para casa."

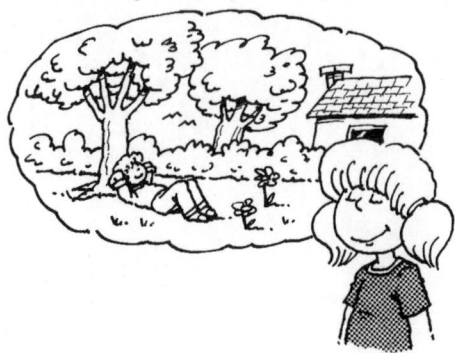

Estas histórias apresentam um interesse real sob o plano psicológico. Por isso o contador deve ficar atento às reações das crianças.

Os episódios podem ser modificados e adaptados conforme o auditório, o lugar, a hora do dia e as atitudes às quais estão integrados.

A VISUALIZAÇÃO

O adulto interrompe no momento oportuno, variando o final ou deixando que as crianças o imaginem. As palavras empregadas são simples e, sobretudo, evocam lembranças. Às vezes é interessante fazer o corpo vivenciar certas situações (exemplos: o gato ou o pintinho) e, depois dos exercícios, convidar as crianças a se manifestarem (comunicação verbal ou artes plásticas).

As crianças que não quiserem ouvir estas histórias devem afastar-se discretamente para não perturbarem os outros membros do grupo.

CADERNO DE SESSÕES COMPLETAS

A Ginástica Doce aumenta a autonomia da criança. Além de despertar os sentidos, facilita a comunicação permitindo ao adulto e às crianças a vivência de um clima de cumplicidade. Proporciona um bom domínio dos gestos e uma agradável sensação de descontração. No entanto, só é possível atingir esta sensação de bem-estar se a sessão de Ginástica Doce for bem preparada.

Para ajudá-lo nesta tarefa, sugerimos alguns exemplos de sessões neste capítulo. Porém, estes modelos não são rígidos e absolutos. Existe a liberdade para os adaptar e modificar em função da idade e possibilidade das crianças.

CAPÍTULO 15
AS SESSÕES COMPLETAS

15.1 SESSÃO COMPLETA

Fase preparatória

Recentração

1. A memória

Posição: deitada

- Preste atenção ao ar que entra e sai pelo nariz ou pela boca;
- Alongue as diferentes partes do corpo sem esquecer os dedos dos pés e das mãos; deixe o corpo voltar naturalmente ao normal sem guiá-lo;
- Feche os olhos, sinta seu corpo e repita mentalmente o nome de cada parte nomeada pelo adulto.

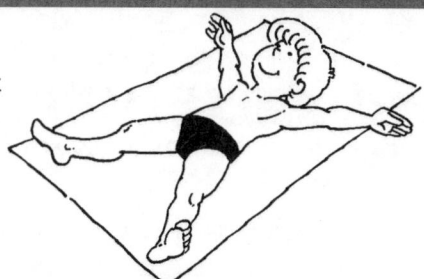

  Reserve um curto espaço de tempo entre cada parte citada, começando pela cabeça para chegar aos pés: "cabeça", pausa, "pescoço", pausa, "braço direito", pausa, mão direita", pausa, "todos os dedos", pausa, "peito", pausa, "abdome", etc.

- Retorne suavemente.

Fase ativa (automassagem, posturas e movimentos)

As extremidades

1. O Buda

Posição: sentada em posição de lótus

- Endireite e relaxe as costas; mantenha os ombros baixos e a cabeça ereta; respire calmamente.

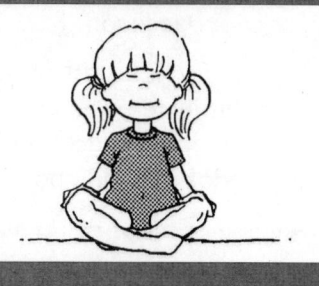

2. Automassagem

Posição: sentada em posição de lótus

- Massageie o couro cabeludo, a testa, os olhos, o nariz, as bochechas, as orelhas, o queixo, a nuca.

AS SESSÕES COMPLETAS

3. O passarinho

Posição: agachada

- Inspirando, levante-se, afaste os braços na horizontal e balance-os como asas (o passarinho abre as asas e voa);
- Expirando, desça os braços (o passarinho fecha suas asas);

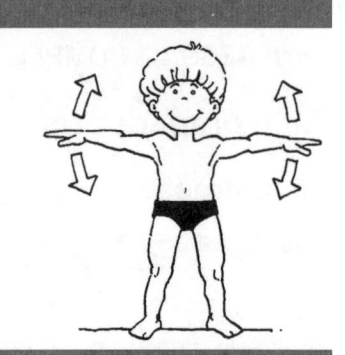

4. O cata-vento

Posição: sentada em posição de lótus ou em uma cadeira

- Com os olhos fechados, mova a cabeça lentamente da direita para a esquerda e de cima para baixo, sem fazer movimentos bruscos em qualquer sentido.

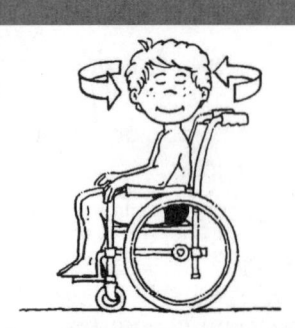

5. A chave de fenda

Posição: agachada

- Com os braços esticados à frente, gire as mãos para dentro e para fora, depois levante-as e abaixe-as (juntas, e uma de cada vez).

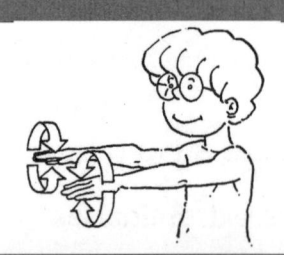

6. As mãos congeladas

Posição: agachada

- Sacuda as mãos, esfregue-as vigorosamente e depois junte-as; lentamente, deixe que se separem, mantendo unidas apenas as pontas dos dedos e a parte baixa das palmas;
- Amasse as mãos como massa de pastel.

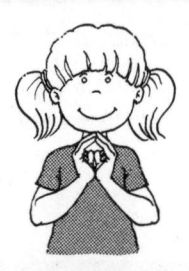

7. As garras

Posição: agachada

- Separe e junte os dedos; dobre-os e desdobre-os (juntos, depois um de cada vez).

AS SESSÕES COMPLETAS

8. Os limpadores de para-brisas

Posição: sentada ou deitada

- Movimente os tornozelos para dentro e para fora, levante e abaixe os calcanhares mantendo as barrigas das pernas no chão (os dois ao mesmo tempo, depois um de cada vez).

9. Automassagem

Posição: sentada

- Massageie os peitos dos pés, os bordos internos e externos, as solas, os calcanhares, os artelhos e os tornozelos.

10. A centopeia

Posição: sentada ou deitada

- Abra e feche os dedos dos pés, movimente para cima e para baixo (os dois ao mesmo tempo, um depois do outro).

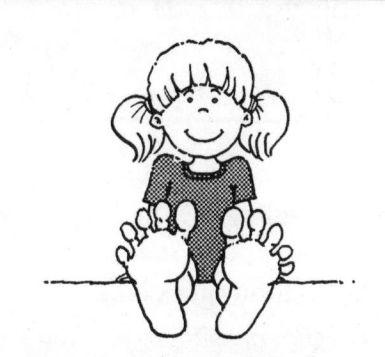

O equilíbrio

11. A árvore

Posição: em pé, ereta e relaxada, braços ao longo do corpo, pés ligeiramente afastados

- Sem tirar os pés do chão, deixe o corpo balançar para a frente, para os lados, para trás, para onde quiser, pelo tempo que conseguir se movimentar; respire emitindo um som como o sopro do vento sacudindo uma árvore;

- Incline-se para o lado o mais longe possível, leve o peso do corpo sobre uma das pernas; volte à posição vertical e incline-se para o outro lado; dobre-se para a frente, endireite-se; incline-se para trás, endireite-se.

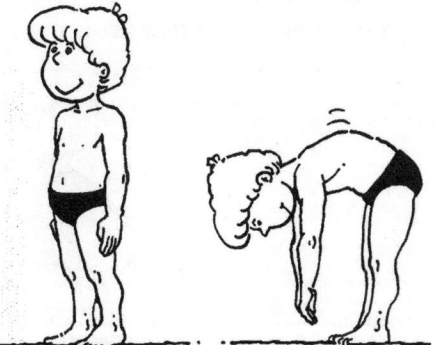

AS SESSÕES COMPLETAS

A cintura pélvica

12. O arco-íris

Posição: ajoelhada, sentada sobre os calcanhares, as mãos apoiadas atrás dos pés, punhos fechados, ou palmas das mãos apoiadas no chão

- Gire o quadril, encaixando as nádegas para arredondar as costas desde a nuca até os joelhos;
- Incline-se para trás, apoie-se nos cotovelos e deixe cair a cabeça; estique lentamente os braços e deite-se; relaxe nesta postura e observe sua respiração.

Ao executar este exercício pela primeira vez, pode afastar os joelhos para facilitar.

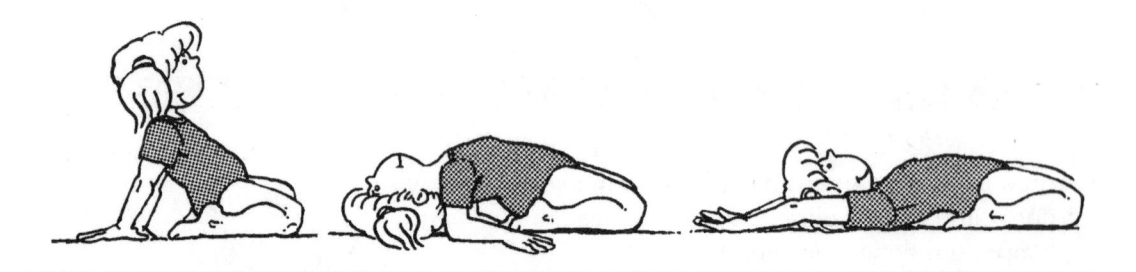

A cintura escapular

13. A galinha que cisca

Posição: ajoelhada, sentada sobre os calcanhares ou em pé

- Cruze as mãos atrás das costas; estique os braços para trás, mantendo os ombros abaixados; expire profundamente por três vezes sem encolher o abdome;
- *Variante:* durante a expiração, incline-se para frente, as costas retas e as pernas esticadas; expire três vezes nesta posição sem encolher o abdome.

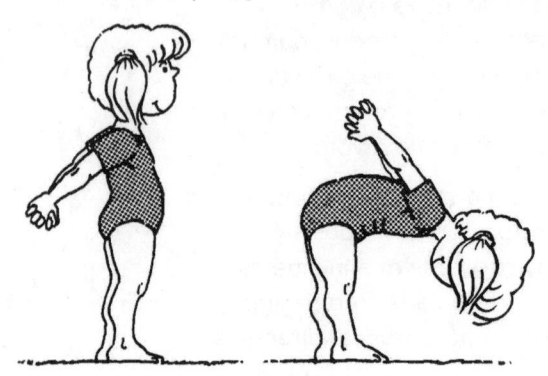

AS SESSÕES COMPLETAS

14. A sereia

Posição: sentada sobre um lado, joelhos dobrados como os de uma sereia, apoiando-se sobre um braço (braço direito se estiver sentado sobre o lado direito e vice-versa), palmas das mãos no chão, dedos bem separados, a uma distância do quadril equivalente a um palmo

- Desloque o ombro para cima e para baixo (dez vezes); para frente e para trás (dez vezes);
- Gire um ombro num sentido (cinco vezes), depois no outro (cinco vezes).

A respiração é livre, porém sem bloquear o fluxo respiratório. Enquanto um ombro se desloca, o outro fica relaxado e acompanha o movimento.

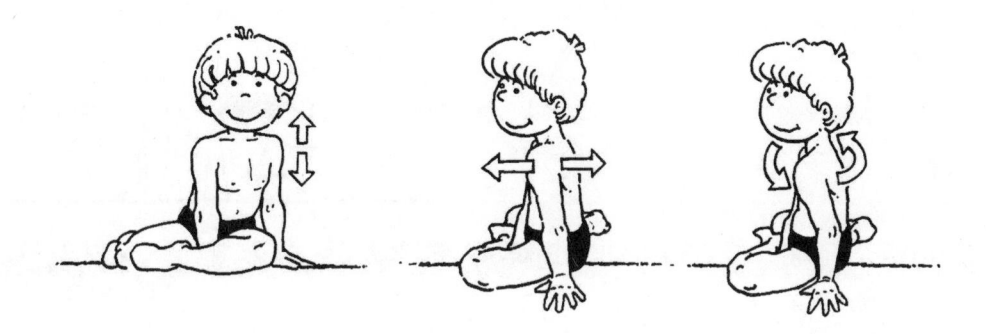

A coluna vertebral

15. A esfinge

Posição: deitada de barriga para baixo, apoio sobre as mãos, cabeça levantada e olhando para a frente (sem levantar o queixo), mantenha o púbis no chão, as nádegas contraídas e os ombros abaixados

- Mantenha o abdome no chão, expirando três vezes.

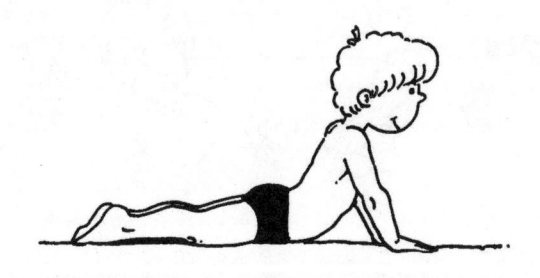

AS SESSÕES COMPLETAS

16. O gato

Posição: com quatro apoios

- Inspirando, sele as costas; expirando, arredonde as costas (três vezes); mude o sentido da respiração;
- *Variante*: mantenha as costas retas, respire levantando uma perna dobrada ou estendida.

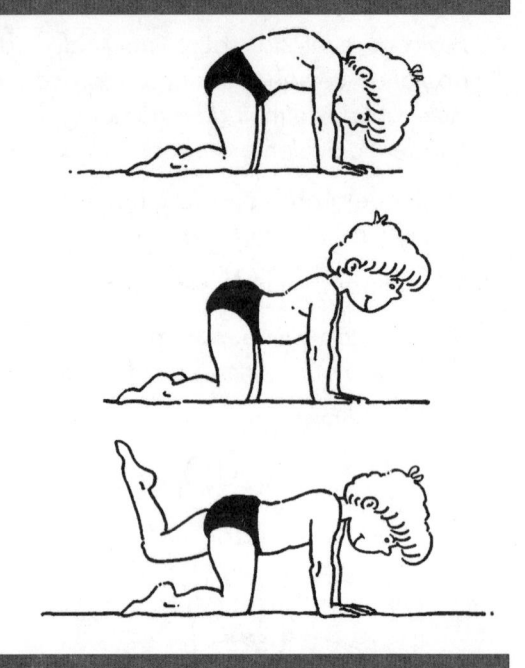

17. O avião

Posição: deitada de costas, braços em cruz

- Dobre os joelhos levando-os em direção ao peito, depois gire as pernas para um lado, virando a cabeça para o lado oposto; desdobre ligeiramente os joelhos; expire três vezes;
- Suba com os joelhos em direção ao peito, descanse alguns instantes e desça as pernas para o outro lado virando a cabeça na direção oposta; expire três vezes;
- *Variante*: estenda a perna que fica embaixo.

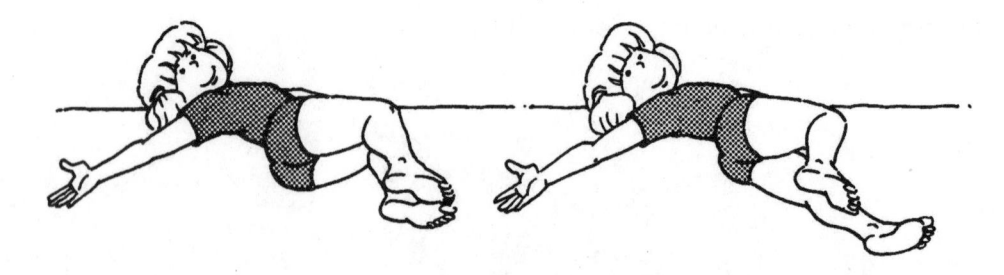

AS SESSÕES COMPLETAS

18. A folha dobrada

Posição: de joelhos, dobrados para a frente, nádegas sobre os calcanhares, cabeça no chão, braços por cima da cabeça ou ao longo do corpo, ou mãos cruzadas nas costas

- Mantenha esta posição o tempo que desejar; respire livremente.

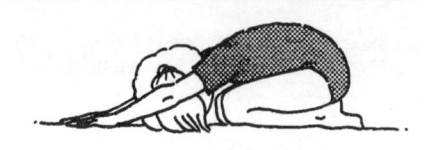

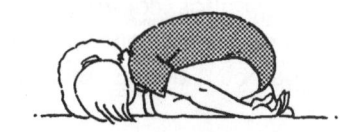

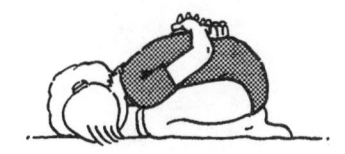

A respiração

19. A respiração completa

Posição: deitada ou sentada

- Encha o abdome na respiração (respiração abdominal);
- Separe as costelas (respiração costal);
- Levante o peito (respiração clavicular).

Para que a criança possa distinguir bem as três etapas da respiração, convide-a a colocar as mãos nas diferentes partes do corpo à medida que são focalizadas (abdome, costelas e clavícula).

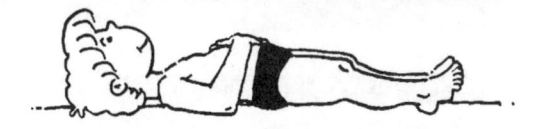

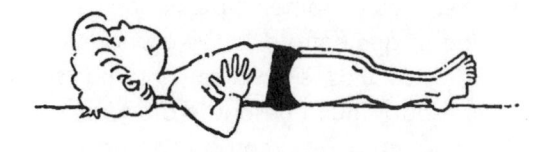

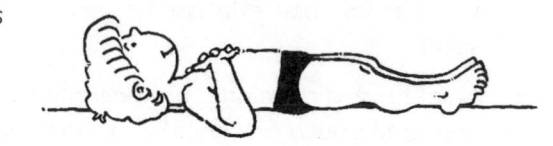

AS SESSÕES COMPLETAS

Fase relaxante

1. Os contrastes

Posição: deitada

- Contraia o corpo e cerre os dentes, feche os punhos, contraia os braços, os ombros, o abdome, as nádegas e as barrigas das pernas... depois, ufa! Relaxe tudo.

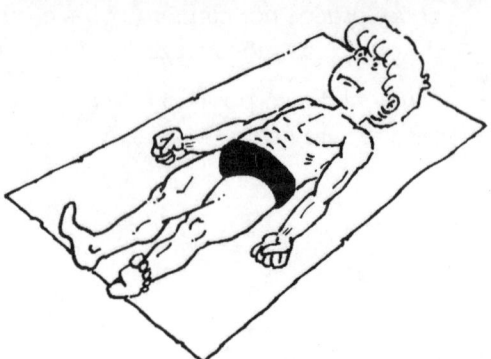

2. Na praia

Posição: deitada

- Siga as orientações do adulto, solte o maxilar, desenrugue a testa, feche os olhos; descontraia o rosto, o pescoço, a nuca, os ombros.

3. O boneco que dorme

Posição: deitada

- Respire calmamente prestando atenção ao ar que entra e sai; relaxe todos os músculos, sinta o corpo tornar-se pesado, muito pesado e afundar; pouco a pouco deixe o corpo ficar mais leve, subindo, como se estivesse prestes a voar;
- Quando sentir vontade, abra os olhos, mexa um pouco a cabeça, tamborile os dedos, mexa os pés e se espreguice pelo tempo que quiser;
- Levante-se lentamente, boceje, espreguice-se e depois, com os punhos fechados, faça tapotagem para despertar as várias partes do corpo.

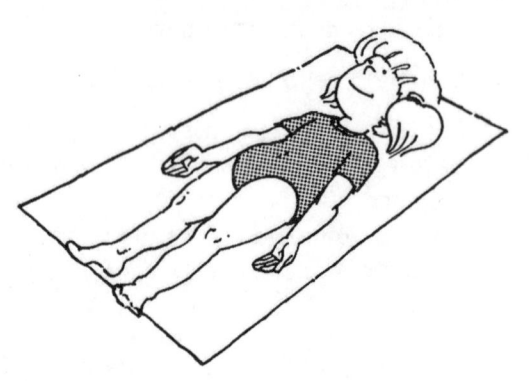

15.2 SESSÃO COMPLETA

Fase preparatória

Recentração

1. O burrinho: página 33

Fase ativa (automassagem, posturas e movimentos)

As extremidades

1. Automassagem (mãos): página 71
2. A chave de fenda: página 70
3. A marionete: página 70
4. Automassagem (olhos): página 77
5. As faíscas: página 74
6. Automassagem (nariz): página 78
7. O zoológico: página 78
8. Automassagem (orelhas): página 82
9. O cavalo que ri: página 80
10. A boca elástica: página 81
11. Automassagem (pés): página 73
12. A centopeia: página 72

O equilíbrio

13. Os elevadores: página 40

A cintura pélvica

14. O tigre preguiçoso: página 90
15. A pinça: página 91
16. A cadeira de balanço: página 94

A cintura escapular

17. O braço escondido: página 84
18. O lagarto ao sol: página 85
19. A borboleta: página 88

A coluna vertebral

20. A folha dobrada: página 100
21. O cachorrinho: página 102

AS SESSÕES COMPLETAS

22. A cobra: página 103
23. A camponesa: página 104
24. O arco: página 105
25. A tesoura: página 105

A respiração

26. Respiração completa: página 52
27. Respiração alternada: página 53
28. A bolha: página 54

A Ginástica Lenta

29. Hércules: página 110

A Ginástica Não Voluntária

30. O vai e vem: página 111

Fase relaxante

O relaxamento

1. O aviãozinho: página 46

A visualização

2. Historinhas: página 124

15.3 SESSÃO COMPLETA

Fase preparatória

Recentração

1. As Raízes: página 33

Fase ativa (automassagens, posturas e movimentos)

As extremidades

1. Automassagem (rosto): página 71
2. O balão: página 67
3. As caretas: página 68
4. O ferro de passar: página 68
5. Automassagem (as mãos): página 71
6. A ostra: página 69
7. Os soldadinhos: página 69
8. A bola de neve: página 70
9. A chave de fenda: página 70

O equilíbrio

10. A cadeira invisível: página 40

A cintura pélvica

11. A ponte: página 93
12. A reverência: página 98
13. A bomba: página 94
14. A rã: página 96

A cintura escapular

15. O chifre: página 85
16. A trança: página 85
17. A sereia: página 86

AS SESSÕES COMPLETAS

A coluna vertebral

18. A bola: página 101
19. A esfinge: página 101
20. O bambolê: página 103
21. O arco: página 105
22. A rosca: página 106
23. A espiral: página 107
24. O pregador de roupas: página 108

A respiração

25. Respiração completa: página 52
26. Respiração alternada: página 53
27. Respiração "em escadinha": página 52
28. A árvore: página 54

A Ginástica Lenta

29. Hércules: página 110

A Ginástica Não Voluntária

30. A vela derretida: página 111
31. A alga: página 112

Fase relaxante

O relaxamento

1. O ratinho: página 47

A visualização

2. Imagens simples: página 123

15.4 SESSÃO COMPLETA

Fase preparatória

Recentração

1. As simetrias: página 33

Fase ativa (automassagens, posturas e movimentos)

As extremidades

1. Automassagem (cabeça): página 66
2. O ferro de passar: página 68
3. As caretas: página 68
4. O cata-vento: página 66
5. Automassagem (corpo): página 65
6. O pintinho: página 65
7. A chave de fenda: página 70
8. A marionete: página 70
9. A vista longa: página 76
10. Língua de cobra: página 79

O equilíbrio

11. As ondas: página 41

A cintura pélvica

12. A pinça: página 91
13. O pato: página 97
14. A flecha: página 95

A cintura escapular

15. A galinha que cisca: página 84
16. A chama: página 88
17. A borboleta: página 88

A coluna vertebral

18. A vela: página 100
19. A folha dobrada: página 100
20. O bambolê: página 103

AS SESSÕES COMPLETAS

21. O gato: página 104
22. O arco: página 105
23. A hélice: página 106
24. O saca-rolhas: página 107

A respiração

25. Respiração completa: página 52
26. Respiração alternada: página 53
27. Respiração de limpeza: página 53
28. O moinho de vento: página 55

A Ginástica Lenta

29. Hércules: página 110

A Ginástica Não Voluntária

30. O balanço: página 111

Fase relaxante

O relaxamento

1. Os contrastes: página 47

A visualização

2. Historinhas: página 124

CADERNO DE ATIVIDADES CONECTADAS

A SENSORIALIDADE, AS MANDALAS E A DESCOBERTA DO CORPO

Portas abertas para o mundo

A curiosidade se manifesta desde cedo na criança, que está com todos os sentidos despertos. As mãozinhas exploram, os grandes olhos se maravilham, as orelhas percebem o menor ruído, a boca fica gulosa e o nariz detecta mil odores. Porque não ajudá-la a explorar melhor o universo que a rodeia? É fundamental pensar desta maneira.

A Ginástica Doce facilita esta exploração multiplicando os exercícios olfativos, visuais, gustativos, táteis e auditivos. Certamente, não são apenas estes cinco sentidos que proporcionam aos pequenos o conhecimento de seu ambiente. Os sentidos de observação, de espaço, de tempo, de ritmo e de movimento são também facetas que permitem viver em harmonia com os outros e facilitam o acesso aos vários aprendizados (leitura, escrita, matemática, etc.). Para isso, é preciso aguçar bem os sentidos de base desde o início: a audição, o tato, o paladar, a vista, o olfato.

Para se obter um bom domínio sobre estes sentidos, A Ginástica Doce propõe exercícios de sensorialidade (Capítulos 16 a 24). Eles se apresentam sob forma de jogos e devem ser executados num clima adequado a esta expressão. Aproveite para observar bem a reação das crianças. É uma excelente forma de compreender sua personalidade, suas necessidades, suas aptidões e seus recursos.

Uma ferramenta de concentração e criatividade

Mandala... Este termo misterioso designa simplesmente um desenho circular no qual todos os elementos gravitam em torno de um centro (Capítulo 25).

Encontramos as mandalas em todas as civilizações. Elas são vistas nos círculos mágicos protetores, daí seu lado pouco usual.

As mandalas também estão representadas em toda a parte na natureza. Muitos pássaros apresentam círculos concêntricos desenhados nas asas. As flores, os flocos de neve, um tronco de árvore cortado também exibem suas mandalas.

Assim também no nosso corpo, onde a coluna vertebral age como um centro em torno do qual se articulam todos os membros.

A presença constante destas formas em nossa vida explica talvez o fato de as crianças desenharem espontaneamente tão belas mandalas. Além de fascinantes, estes desenhos podem tanto acalmar quanto despertar os pequenos.

Para uma imagem positiva e realista de seu corpo

Ao longo dos primeiros anos de vida, a criança forma progressivamente uma imagem de seu corpo. Este caminho é muito importante e corresponde a um segundo nascimento: a criança não é mais seu pai ou sua mãe, converte-se nela mesma!

Esta tomada de consciência geralmente se desenvolve em três etapas: de 0 a 3 anos, quando a criança descobre lentamente as possibilidades de seu corpo; de 3 a 7 anos, quando começa a perceber o que ela distingue como os "outros"; de 7 a 12 anos, quando começa a perceber aos poucos a imagem mais precisa de si mesma. Na puberdade e depois na adolescência, o organismo vai revelar incessantemente as novas facetas de sua personalidade. Cada uma destas etapas é seguida de uma crise mais ou menos pronunciada.

Cada vez mais as pesquisas científicas demonstram que uma grande parte dos problemas vividos na adolescência e mesmo na idade adulta, proveem da imagem corporal. Portanto, é essencial, que desde cedo se possa ensinar às crianças como adquirir uma imagem de si mesmas que seja o mais precisa possível (Capítulo 26).

CAPÍTULO 16
SENSORIALIDADE – O CORPO

16.1 EXPRESSÃO E COMUNICAÇÃO

1. Cantiga de roda

Material necessário: um papelão grande.

Desenvolvimento: imite e fale; viva a cena como quiser, no tom que quiser; mostre sempre as partes do corpo mencionadas e encontre aquelas que estão esquecidas.

Upa! Upa! Estou aqui

Bem no fundo
Deste cartaz
Meu corpo escondo
Quietinho e redondo

Se quiser me ver, basta três vezes bater
Um, dois, três...

Olá! Olá!
Estou cá!

Olhem minha cabeça
Meu pescoço
Meu peito, meus braços
E no fim deles
Estão as minhas mãos
Bom dia!
Minha barriga, minhas pernas
E no fim delas é
Que se encontram meus pés

Minhas costas?
Nunca posso ver.

Upa! Upa! Estou aqui
Veja bem, sou eu!

(Texto extraído do livro *"Avec mes oreilles et ma bouche, avec mes yeux, avec mes doigts"* de Gisèle Besche, Éditions de l'École.)

2. Canto das figuras

- Escolha um local especialmente designado para colar reproduções de obras de arte, fotografias e desenhos de crianças, adultos ou de personalidades de diferentes países.

SENSORIALIDADE – O CORPO

3. Observação

- Examine um esqueleto e tente localizar ou identificar os principais ossos que compõem o próprio corpo; observe um bebê quando lhe tiram a roupa ou quando está comendo ou bebendo; observe seu corpo no espelho.

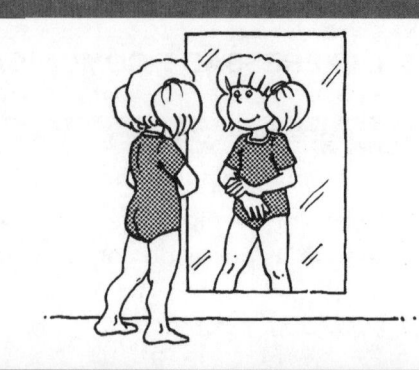

4. Disfarce

- Enfeite-se com acessórios, troque de roupa com os companheiros, brinque de ser outra pessoa.

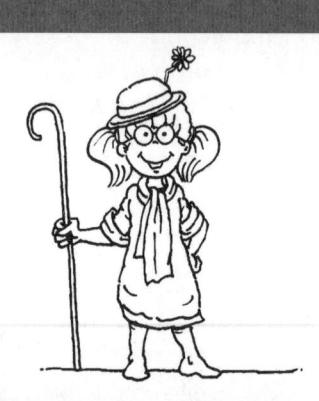

5. Vocabulário

- Nomeie as diferentes partes do corpo.

6. Canto de imitação

- Cante e imite: "Le pied qui remue" (O pé que pula), "Jean petit qui danse" (Joãozinho que dança), "Savez-vous planter choux?" (Você sabe plantar chuchu?)

7. Atitude

- Use todo o corpo, brinque de ser engraçado, triste, agitado, exausto; fique leve ou pesado, movimente-se lentamente ou muito rápido, diminua ou cresça.

SENSORIALIDADE – O CORPO

16.2 MOVIMENTOS

1. Dança

- Com a ajuda de instrumentos de percussão improvisados (colheres, pedaço de pau, latas de conserva, etc.), faça todo o corpo dançar ou nenhuma parte se movimentar (a cabeça, os braços ou as pernas).

2. Ação livre

- Movimente-se e depois pare bruscamente e tome consciência da posição em que parou.

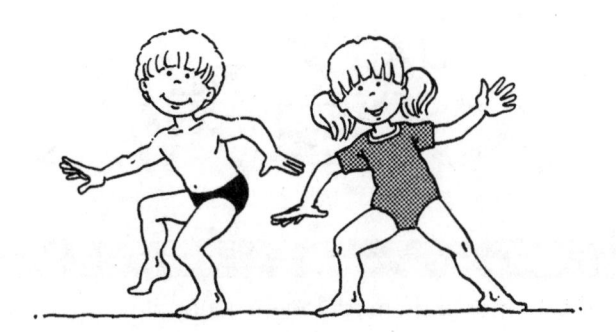

3. Ação dirigida

- Obedeça aos verbos de ação, seja sozinho (saltar, caminhar, correr, avançar, recuar, rolar, alongar, deitar, abaixar, sentar, ajoelhar, subir) ou em dupla (costas contra costas, mãos dadas, lado a lado); obedeça a ordens variadas (andar em cima de um banco, subir na mesa, esconder-se atrás do armário, tocar um sino pendurado num fio, passar embaixo de um banco).

4. Mímica

- Usando todo o corpo, brinque de imitar um gato, uma cobra, um passarinho, um urso grande, um ratinho, o vento, a chuva, um robô, um astronauta, um animal fantástico.

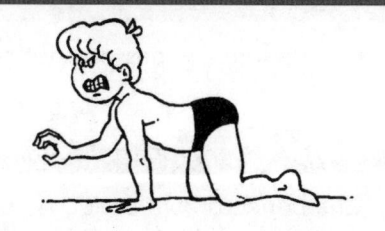

SENSORIALIDADE – O CORPO

16.3 ATIVIDADES PLÁSTICAS

1. Autorretrato
- Desenhe-se dos pés à cabeça.

2. Formas para desenhar
- Recorte figurinhas de meninos e meninas num pedaço de cartolina e reproduza com pincel e tinta numa folha de papel.

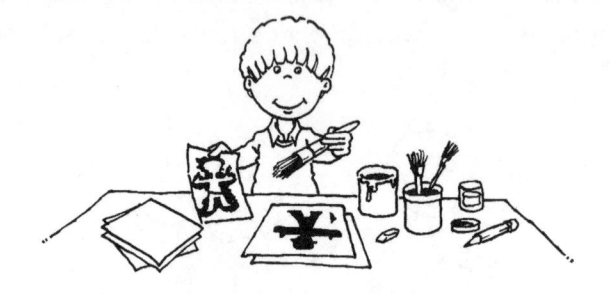

3. Modelagem
- Molde figurinhas com massa de modelagem ou argila.

4. Construção
- Fabrique bonequinhos com materiais aproveitados (caixas, recipientes plásticos, etc.).

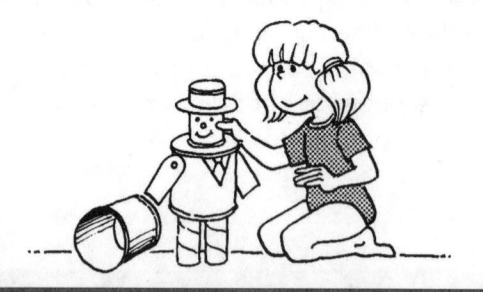

5. Recortar
- Recorte fotos de pessoas nas revistas, catálogos, etc.

6. Colagem
- Crie bonecos com pedaços de papel.

CAPÍTULO 17
SENSORIALIDADE – O ROSTO

17.1 EXPRESSÃO E COMUNICAÇÃO

1. Cantiga de roda

Material necessário: espelhinhos individuais.

Desenvolvimento: imite e diga para o companheiro ao lado

Este sou eu?

Eu me olho no espelho.
Este sou eu?
Sou eu mesmo!
Minha careta travessa
Meu nariz abelhudo
Pisco um olho malicioso
Escondo o outro olho com a mão
Agora... eu me vejo rindo
Tenho boca retinha
E bochechas de borracha
Meu queixo é de papel
Minhas orelhas estão em pé
Meus cabelos soltos,
Fazem cachinhos por aqui,
E depois dançam por ali... e... pronto!

(Adaptação de um texto do livro *"Avec mes oreilles et ma bouche, avec mes yeux, avec mes doigts"* de Gisèle Besche, Éditions de l'École.)

2. Canto das figuras

- Em um local especialmente determinado, cole reproduções de obras de arte, fotografias e desenhos de diversos rostos;
- Mostre a diferença entre um retrato desenhado e fotografado, visto de frente e de perfil; procure a simetria (trabalho de dobradura);
- Faça comentários sobre os rostos ressaltando as principais características.

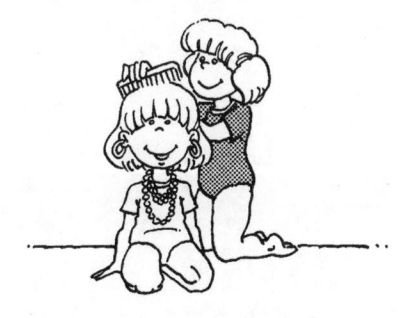

3. Disfarce

- Enfeite-se com brincos e colares;
- Penteie os cabelos, seus e dos outros.

SENSORIALIDADE – O ROSTO

4. Observação

- Proponha adivinhações: "Quem tem os cabelos negros?", "Quem tem os olhos azuis?", "Quem tem duas orelhas?";
- Siga as orientações do adulto, mostre as diferentes partes do rosto;
- Ache no rosto o elemento que corresponde a uma descrição: "Elas servem para ouvir música", "Eu os fecho para dormir", "Eles batem quando tenho frio", etc.

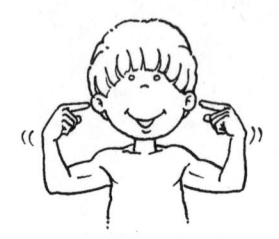

5. Canto de imitação

- Cante, fale e imite: "Je me regarde dans la glace" (Eu me olho no espelho), "Je fais le tour de ma maison" (Eu faço a volta da minha casa), "Front, petit front" (Testa, testinha), "Ma dent de lait" (Meu dente de leite).

6. Atitude

- Exprima com o rosto: alegria, tristeza, medo, angústia, raiva.
- Imite um senhor, um velhinho, um chinês, um palhaço;
- Faça um concurso de caretas.

17.2 ATIVIDADES PLÁSTICAS

1. Autorretrato

- Desenhe seu retrato.

2. Retrato

- Desenhe o retrato dos outros exprimindo emoções (rosto alegre, triste, amedrontado, com raiva);
- Olhe e toque os cabelos, depois desenhe-os.

3. Maquilagem

- Faça maquilagem em si e nos outros.

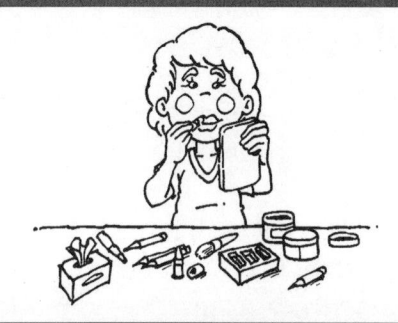

4. Modelagem

- Faça modelagem de rostos com volume ou planos com massa de modelar ou argila.

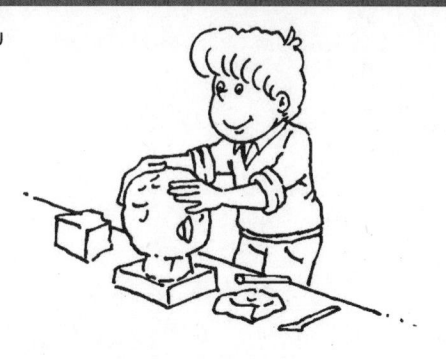

5. Gravura ou escultura

- Confeccione rostos usando uma barra de sabão ou isopor.

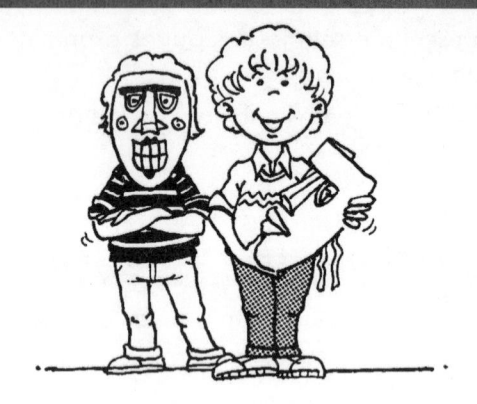

SENSORIALIDADE – O ROSTO

6. Recortar
- Confeccione rostos com elementos recortados de revistas.

7. Máscaras
- Faça máscaras usando esparadrapo, papel de alumínio, caixas, pratos de papelão, sacos.

CAPÍTULO 18
SENSORIALIDADE – TOCAR... COM AS MÃOS

São tantas as habilidades e possibilidades das mãos que muitas vezes elas são chamadas de segundo cérebro do ser humano. Para a criança, a mão é sobretudo um instrumento motor. Mostrar que também é um receptor sensorial, descortina para a criança um mundo de descobertas.

18.1 EXPRESSÃO E COMUNICAÇÃO

1. Cantiga de roda

Desenvolvimento: imite e fale olhando para as próprias mãos e depois para as do vizinho.

Duas lindas mãos

Eu tenho duas mãos
Duas lindas mãos
Batam palmas!
Olhem a parte de cima
Olhem a palma da mão
Olá, olá!
Na minha mão fechada
Tem cinco dedos escondidos
Polegarzinho, onde está você?
Aqui, aqui, estou aqui...
Minhas mãozinhas sabem fazer carinhos, mexer, coçar, fazer cócegas, bater, beliscar, segurar, fechar, dançar e se esconder!
Com os meus dois punhos fechados
Eu posso bater
Posso puxar
Posso fechar
Posso amassar
Mas... em cima do meu punho fechado
Um passarinho também pode pousar.

(Texto extraído do livro *"Avec mes oreilles et ma bouche, avec mes yeux, avec mes doigts"* de Gisèle Besche, Éditions de l'École.)

2. Canto das figuras

- Em um local especialmente determinado, cole reproduções de obras de arte (as mãos vistas por diferentes artistas) e fotografias de mãos recortadas de revistas.

SENSORIALIDADE – TOCAR... COM AS MÃOS

3. Observação

- Olhe atentamente para as mãos (em cima, embaixo, as palmas, um dedo, os dedos, um punho depois o outro) e reflita sobre suas funções ("Para que servem?", "Que posso fazer com elas?"); compare suas mãos com as de outra pessoa (adulto ou colega).

4. Mímica

- Use as mãos, imite o voo de um pássaro, as unhas do gato, as ondas do mar, as pás de um moinho, a teia da aranha, etc.

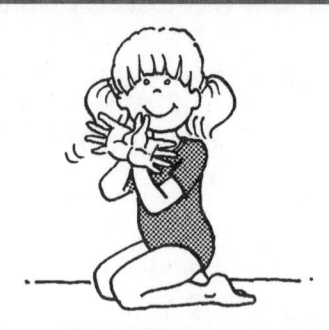

5. Diálogo

- Faça as mãos falarem e pergunte aos outros o que elas estão dizendo;
- Brinque com marionetes de mão e pergunte aos outros do que se trata.

6. Sombra chinesa

- Crie silhuetas com as mãos e pergunte aos outros o que estão vendo.

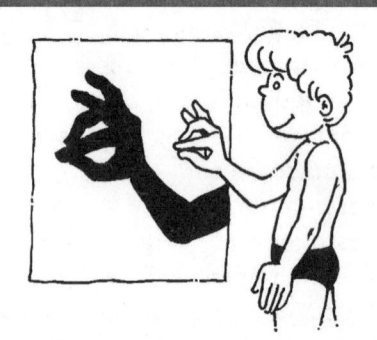

7. Posição

- Coloque as mãos sobre um cartaz, um desenho, um quadro, etc.

8. Verbalização

- Fale e execute o movimento ao mesmo tempo: "Eu fecho minha mão", "Abro completamente a mão", "Fecho os punhos", "Dobro o polegar".

18.2 EXERCÍCIOS SENSORIAIS

1. Sensações múltiplas

- Com as mãos, toque e explore minuciosamente um objeto, de início com os olhos abertos e depois com os olhos fechados;
- Toque um pedaço de couro, tecidos, madeira, ferro, papel, plástico, vidro, lã, peles, pedras;
- Toque algo duro, mole, quente, frio, liso, áspero, regular, irregular, flexível, rígido.

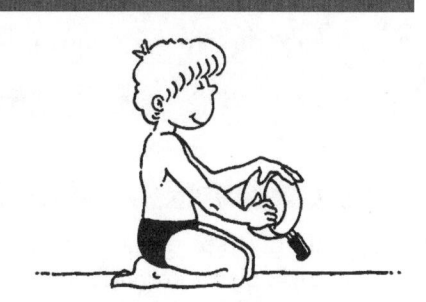

2. Gesto

- Acariciar, esfregar, beliscar, pegar, tocar de leve, amassar, endurecer, modelar (com toda a mão, com a palma, com a ponta dos dedos, com um dedo).

3. O jogo de Kim

- Com os olhos vendados, toque e reconheça os objetos que estão sobre uma superfície.

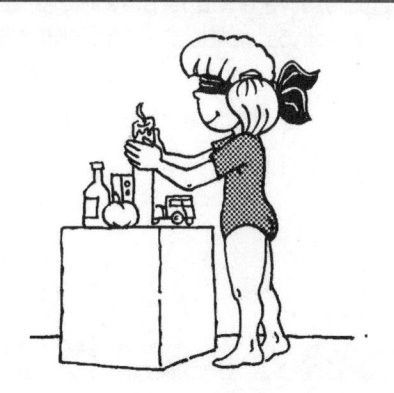

4. A caixa misteriosa

- Com os olhos vendados, deslize as mãos dentro de uma caixa e faça a relação do seu conteúdo.

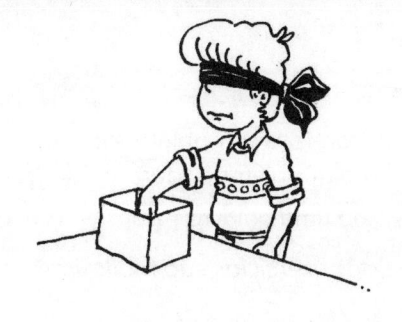

SENSORIALIDADE – TOCAR... COM AS MÃOS

5. Atividade culinária

- Misture, dê forma, cozinhe e prove todas as massas possíveis.

6. Brincar de loja

- Venda diversos artigos (farinha, água, papel, lápis, borrachas, frutas secas, pregos, tecidos, etc.), pese e embrulhe antes de entregar.

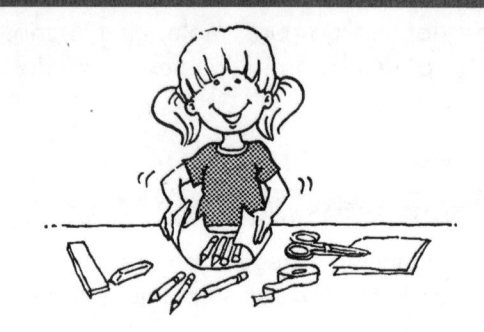

7. Irmão gêmeo

- Observe e toque um objeto, depois, com os olhos vendados, encontre o mesmo objeto no meio de muitas coisas (o mesmo sapato, bola, régua, etc.).

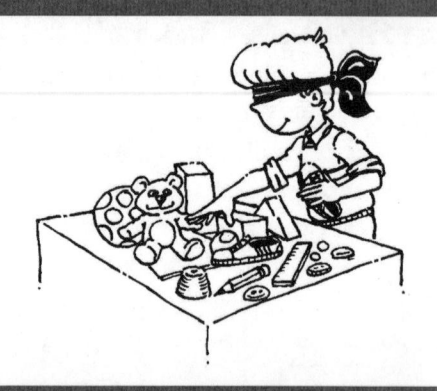

8. Caixa de tocar

- Coloque dentro de uma caixa alguns objetos que provoquem sensações agradáveis e desagradáveis (monte a caixa junto com as crianças para ser utilizada depois como uma brincadeira livre).

9. Lembrança tátil

- Reconheça um objeto tocado na véspera, reencontre uma sensação experimentada há algum tempo (durante um passeio, por exemplo);
- Diga uma palavra ("gato", "tronco de árvore", etc.) e experimente de novo a sensação.

Estes exercícios são muito importantes na educação dos sentidos sutis.

SENSORIALIDADE – TOCAR... COM AS MÃOS

10. Caminho de sensações

- Faça um caminho com placas de madeira do mesmo tamanho onde foram colados pedaços de algodão, veludo, lixa, esponjas (use-as secas ou molhadas), caroços de pêssego, peles, sementinhas, sacos plásticos, lâminas de madeira, metal, etc.);
- Utilize este "caminho" engatinhando com as mãos sobre as placas no chão ou apoiadas na parede (passe a mão direita na ida e volte passando a mão esquerda).

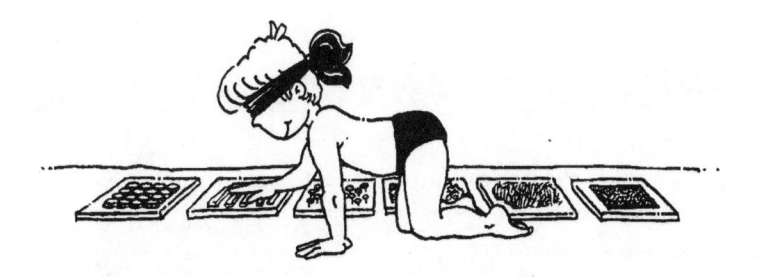

11. Disfarce

- Calce luvas, anéis, pulseiras; pinte as unhas com esmalte.

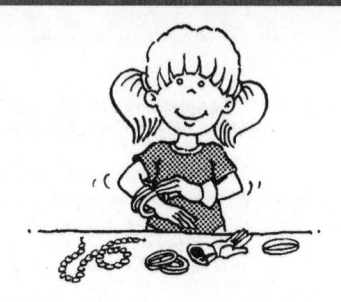

SENSORIALIDADE – TOCAR... COM AS MÃOS

18.3 ATIVIDADES PLÁSTICAS

1. Contorno e impressão

- Use tinta para traçar o contorno das mãos e faça impressões;
- Coloque as mãos no contorno de um colega e tente encontrar a posição exata (mão direita ou esquerda, em diferentes sentidos, com os dedos dobrados, os punhos fechados).

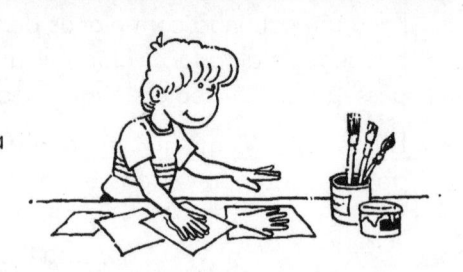

2. Ação livre e dirigida

- Rasgue um papel de jornal: cuidadosamente, devagar, rapidamente, rasgue de qualquer maneira ou seguindo as orientações (em faixas, em círculos, etc.); molhe o papel, amasse, amacie, molde, endureça, modele, etc.
- Embrulhe objetos de tamanhos e formas diferentes; dobre de qualquer maneira ou seguindo a orientação dada.

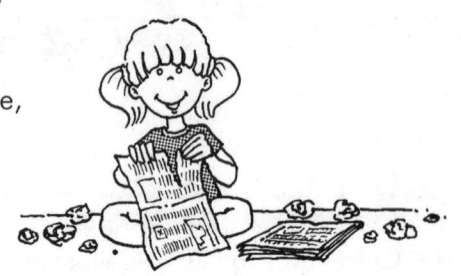

3. Bricolagem

- Utilize ferramentas variadas (tesoura, pincel, martelo, lápis), materiais diferentes (tecidos, plástico, isopor, massa de modelar, argila, papelão, lã) para decorar, recortar, construir, esculpir, modelar.

4. Marionete

- Use caixas de fósforos ou dedos de luvas de borracha para confeccionar as marionetes de dedos, ou luvas para marionetes de mão.

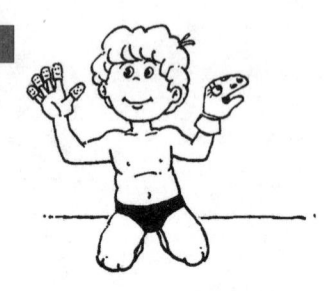

Bibliografia:
SERRERU, ANNE e CALMI, GISÈLE – *Parcourir l'intelligence de l'enfant par le toucher* (Percorrer a inteligência da criança através do toque), Favre.
CAUCHAUD, PAUL – *Le cervau et la main créatrice* (O cérebro e a mão criativa), Delachoux Hiestlé.
MONTAIGUT, A. – *Le toucher* (O toque), Seuil.
BATANGTARIS, D. – *Les pouvoirs de votre main* (Os poderes de sua mão), Retz.

CAPÍTULO 19
SENSORIALIDADE – TOCAR... COM OS PÉS

Os pés são órgãos cuja sensibilidade é subestimada. Como estão sempre à disposição do corpo e seus deslocamentos, ficam muitas vezes estafados e maltratados. No entanto, assim como as mãos, eles percebem as sensações, acariciam, tocam com leveza, escalam, coçam... Ou seja, também são dignos de atenção. Peça às crianças para tirar os sapatos sempre que possível, desta forma a sensibilidade dos pés vai se desenvolver cada vez mais.

19.1 EXPRESSÃO E COMUNICAÇÃO

1. Cantiga de roda

- Desenvolvimento: imite, faça ritmo e fale, de início sentado, depois em pé, e finalmente, movimente-se (pés descalços).

Meus dois pés

(Sentado com as pernas estendidas)
Meus dois pés
   são sabidos pra danar
Meus dois pés
vão mesmo trabalhar

(Articulando bem)
O pé direito vai começar
O pé esquerdo vai descansar

(Bis cantarolando)
Ponta para a frente
Ponta para trás
De um lado
Do outro
O pé esquerdo vai brincar
O pé direito vai parar

(Bis cantarolando)
Ponta para a frente
Ponta para trás
De um lado
Do outro

(Em pé movimentando-se)
Agora eu vou levantar
Meus dois pés vão me levar
Eu vou tocar, andar, correr, saltar,
   saltitar, dançar... calcanhar, ponta,
   calcanhar, ponta...

(Calçando os sapatos)
Meus dois pés estão cansados
Meus dois pés vão se recolher

(Adaptação de um texto do livro *"Avec mes oreilles et ma bouche, avec mes yeux, avec mes doigts"* de Gisèle Besche, Éditions de l'École.)

SENSORIALIDADE – TOCAR... COM OS PÉS

2. Canto das figuras

- Em um local especialmente determinado, afixe fotografias e desenhos de pés (grandes) e traços de passos; afixe radiografias.

3. Observação

- Tire os sapatos e brinque livremente com os pés, examine e compare com os pés dos outros.

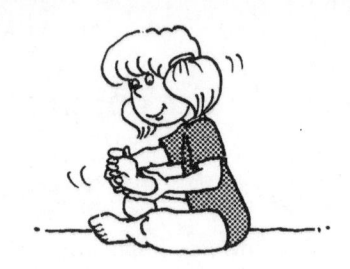

4. Diálogo

- Transforme os pés em animais, em personagens ou objetos que conversam entre si;
- Faça os dois pés conversarem um com o outro ou com os de seus colegas.

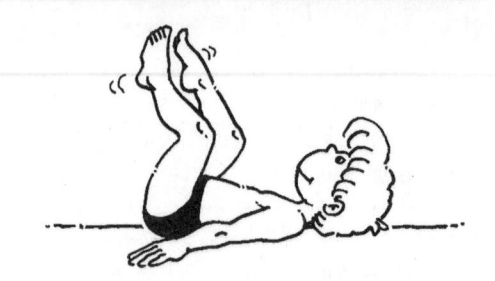

5. Posição

- Coloque os pés em um cartaz, um desenho, um quadro, etc. junto com um colega ou outra pessoa.

6. Verbalização

- Fale enquanto faz: "Eu dobro meu pé", "Eu coloco todo o pé no chão", "Eu fecho os dedos dos pés".

SENSORIALIDADE – TOCAR... COM OS PÉS

19.2 EXERCÍCIOS SENSORIAIS

1. Sensações múltiplas

- Com os pés, toque um pedaço de couro, tecido, madeira, ferro, papel, plástico, vidro, lã, peles, pedras;
- Toque algo duro, mole, quente, frio, liso, áspero, regular, irregular, macio, rígido;
- Coloque os pés em bacias cheias de água fria, água quente, morna, com areia, com bolas de isopor, com frutinhas.

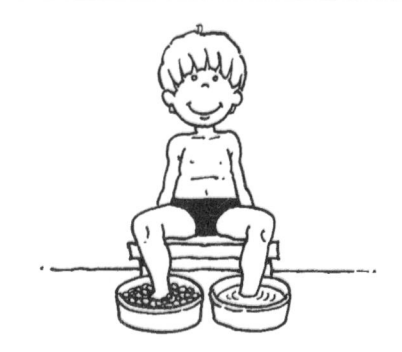

2. Gesto

- Levantar lentamente, bocejar, se espreguiçar e depois fazer tapotagem com os punhos fechados nas diversas partes do corpo para despertá-lo.

3. Percurso sensorial

- Em placas de madeira com as mesmas dimensões, cole algodão, caroços de pêssego, tampas de garrafa, veludo, lixa, esponjas (para utilizar secas ou molhadas), pele de animal, pedriscos, sacos plásticos, lâminas de madeira, de metal, etc.;
- Prepare um caminho no chão com as placas de madeira e ande sobre elas com os pés descalços, com os olhos abertos ou vendados.

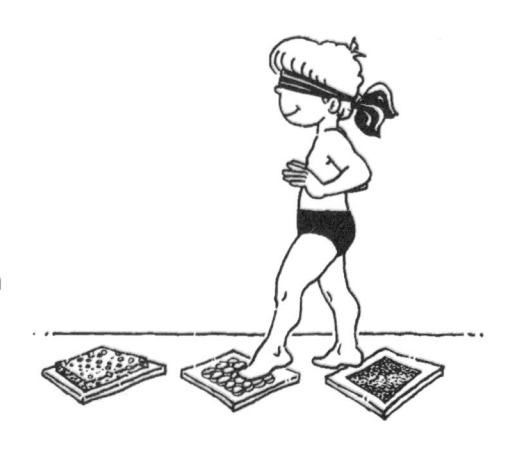

4. Lembrança tátil

- Reconheça um objeto tocado na véspera; retome uma sensação sentida em outro lugar (pés descalços na grama, na areia, na água).

SENSORIALIDADE – TOCAR... COM OS PÉS

19.3 ATIVIDADES PLÁSTICAS

1. Silhueta e impressão

- Trace o contorno dos pés com pintura e faça as impressões;
- Coloque os pés no contorno dos pés de outro colega e tente encontrar a posição exata (pé direito ou esquerdo, em diferentes sentidos, com os dedos encolhidos).

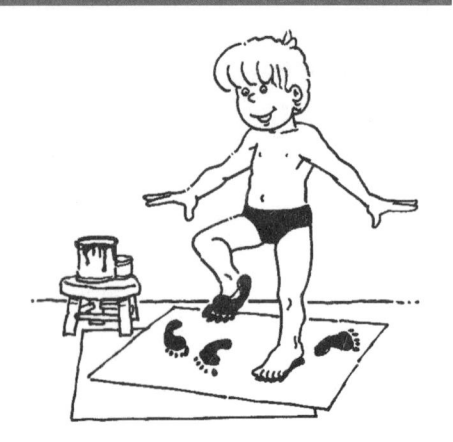

2. Desenho

- Desenhe, segurando um lápis com os dedos dos pés; mergulhe o dedão na pintura e pinte.

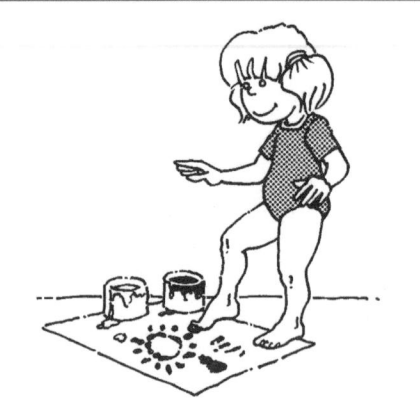

3. Marionete

- Faça marionetes com os pés usando meias velhas.

CAPÍTULO 20
SENSORIALIDADE – VER

Desde cedo é preciso ensinar às crianças como cuidar dos olhos. Estes preciosos órgãos são frequentemente objetos de tensão, pelo cansaço, por falta de sono, irritados com luz forte ou pelo esforço para fixar. Atividades adequadas vão revelar às crianças as maravilhosas possibilidades de sua visão, verdadeira janela aberta para o mundo.

20.1 EXPRESSÃO E COMUNICAÇÃO

1. Cantiga de roda

Desenvolvimento: nomeie com suportes visuais (figuras ou papéis coloridos).

Olhos de todas as cores

Olhos são azuis como o céu
Outros são verdes como o mar
Alguns são cinza como a chuva
Ou castanhos como um ursinho
Outros negros como a noite...

Os meus são vermelhos como o pôr do sol
Mas só quando eu choro

(Variante)
Os meus são vermelhos como o vinho
Quando estou muito triste

(Texto de Claude Cabrol)

2. Observação

- Faça adivinhações: "Quem tem os olhos azuis?", "Quem tem os olhos castanhos?"; olhe-se num espelho, descreva seus olhos e compare-os com os dos outros.

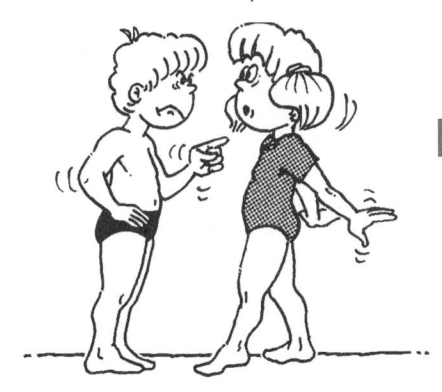

3. Atitude

- Tente falar através dos olhos e traduza medo, alegria, irritação, desespero, raiva, espanto.

SENSORIALIDADE – VER

20.2 EXERCÍCIOS SENSORIAIS

1. Observação

- Arregale os olhos e faça a relação do que está vendo; veja através de óculos, binóculos, de uma lupa;
- Depois de alguns movimentos de olhos, observe por instantes um quadro, uma fotografia, um desenho, um objeto, uma cor, uma forma, uma fonte de luz.

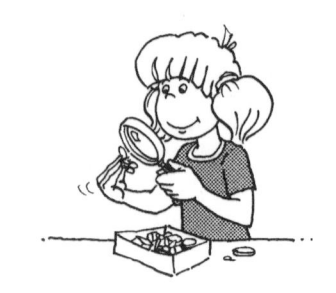

2. Lembrança visual

- Reconheça as pessoas de nosso ambiente através dos olhos (fotografias onde só aparecem os olhos, tapando o resto).

3. Transparências

- Olhe através de papéis transparentes coloridos, veja a vida azul, rosa, verde.

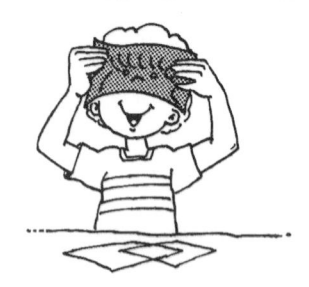

4. Ação dirigida

- Ande com todos os sentidos alertas, depois a um determinado sinal, observe três objetos, pessoas ou cores diferentes e tente se lembrar.

SENSORIALIDADE – VER

5. Distinguir

- Encontre no meio de um monte de figuras aquela que corresponde aos critérios indicados pelo adulto.

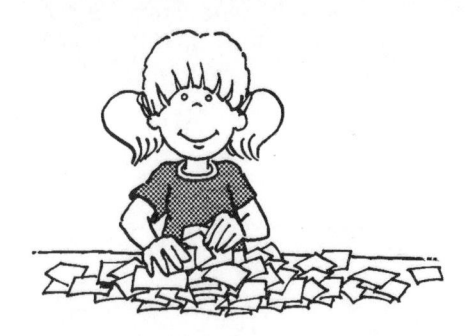

6. Caixa de ver

- Dentro de uma caixa ou pote transparente, coloque objetos e brinque com as cores e formas.

7. Descoberta

- Mantenha os olhos fechados enquanto ouve o adulto cantar, enquanto um colega lhe acaricia os cabelos, enquanto o pedacinho de chocolate não se derreteu completamente na boca, enquanto o ursinho de pelúcia fica nos seus braços (o adulto recolhe o urso), enquanto sentir o cheiro de um lenço perfumado, etc.).

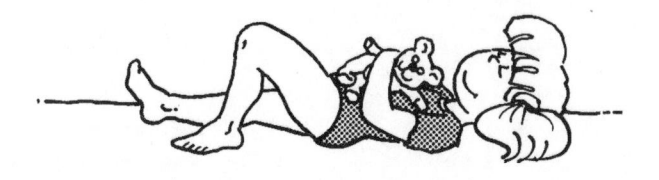

As crianças pequenas têm às vezes muita dificuldade em fechar os olhos, porque perdem todas as referências espaciais. Estes pequenos exercícios despertam segurança. No início, é conveniente praticá-los por pouco tempo e ir aumentando progressivamente. Se algumas crianças se recusarem, podem apenas cobrir os olhos com as mãos ou com os braços dobrados.

SENSORIALIDADE – VER

20.3 ATIVIDADE PLÁSTICA

Desenho

- Desenhe seus olhos, recorte e os coloque no lugar, em outro rosto ou corpo inteiro desenhado (rosto, perfil, costas).

CAPÍTULO 21
SENSORIALIDADE – SENTIR

Um olfato aguçado proporciona grande quantidade de sensações positivas. Então, porque será que este sentido não recebe toda a atenção que merece? Exercícios simples e divertidos vão preencher rapidamente esta lacuna, além de permitir que a criança adquira determinadas noções de higiene (um nariz limpo permite sentir os cheiros e respirar melhor).

21.1 EXPRESSÃO E COMUNICAÇÃO

1. Cantiga de roda

- Desenvolvimento: imite e fale (quando o texto ficar conhecido, duas crianças podem imitar o diálogo)

   Meu nariz, teu nariz

   Seu narizinho é pontudo,
      achatado,
      ou arrebitado?
   O meu é perfeito!
   Tem dois buraquinhos para respirar
   Onde meus dedos podem até entrar!
   Mas então... ele fica tampado!
   E se o ar não pode passar
   Todo mundo vai ficar sufocado!

   (Texto de Claude Cabrol)

2. Observação

- Observe seu nariz no espelho (visto de cima, de baixo, de frente, de perfil) e faça a descrição; compare o seu nariz com o dos outros.

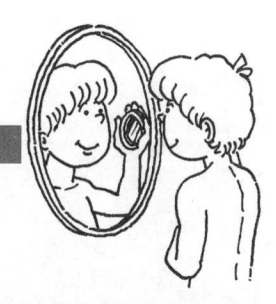

3. Descoberta

- Tampe uma narina, depois a outra (O que acontece?); belisque o nariz depois relaxe respirando fortemente.

4. Higiene

- Assoe o nariz, tampando uma narina e assoando pela outra; repita com a outra narina.

   As crianças frequentemente têm o nariz entupido. É importante compreender bem este exercício para que ele se torne um prazer (se houver necessidade, deixe uma caixa de lenços de papel à disposição das crianças).

SENSORIALIDADE – SENTIR

21.2 EXERCÍCIOS SENSORIAIS

1. Cheiros

- Respire e sinta o perfume de uma flor, uma maçã, um pedaço de queijo, etc.; assoe o nariz, aproxime a flor da orelha, da testa (Será que ainda pode sentir seu perfume?).

2. Distinguir

- Usando apenas o olfato, identifique objetos diferentes ou classificados por espécies (isto pode fazer cócegas no nariz, esfriar, ter cheiro forte, agradável, desagradável, picante, doce, fraco, etc.)

O adulto não inicia as crianças em classificações estereotipadas. Mais do que tudo, ele respeita sobretudo os sentidos que despertam.
Assim deve evitar impor suas próprias sensações (Que cheiro bom! Que cheiro ruim!).

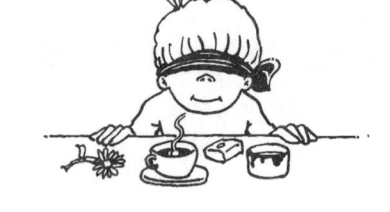

O condutor pode aproveitar estes jogos para falar do perigo inerente às substâncias tóxicas: é importante cheirar antes de provar ou engolir.

3. Caixa de cheiros

- Coloque dentro de um recipiente substâncias de cujo perfume gosta (ou não gosta) para encontrá-los quando tiver vontade (alho, canela, pimenta, chás, folhas secas, sabonete, chocolate, hortelã, etc.)

Para evitar o risco de mofar, é preciso secar as verduras antes de guardá-las. O adulto não deve hesitar em introduzir perfumes que as crianças não estão acostumadas a sentir.

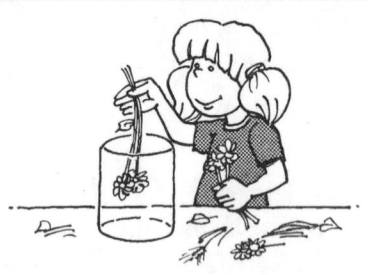

4. Caminho de cheiros

- Encontre um objeto escondido guiando-se pelo seu cheiro;
- Fique de quatro com os olhos vendados e siga um caminho semeado de coisas perfumadas (sabonete, água de colônia, xampu, etc.).

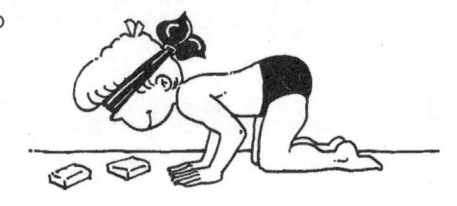

SENSORIALIDADE – SENTIR

5. Lembrança olfativa

- Faça um passeio e tome consciência dos cheiros (árvore, terra, folha); tente se lembrar deles quando voltar;
- Depois de fazer um bolo ou uma sopa, lembre-se da receita unicamente pelo cheiro dos ingredientes crus ou cozidos.

Estes exercícios são importantes para desenvolver o sutil sentido do olfato. Além disso, acalmam, favorecem a concentração e exercem a memória, todos os fatores necessários a um aprendizado de qualidade.

6. Atenção

- Passeie, olhe, toque, respire, ouça tudo o que o rodeia; a um determinado sinal concentre-se unicamente nos perfumes que flutuam no ar.

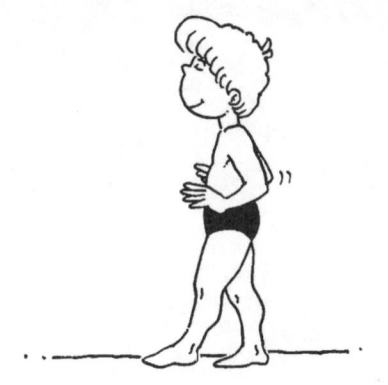

7. Cheiro do corpo

- Sinta o próprio cheiro para melhor se conhecer (diferentes partes do corpo, roupas, meias, sapatos, luvas, chapéus, lenços, etc.); sinta também o cheiro dos outros.

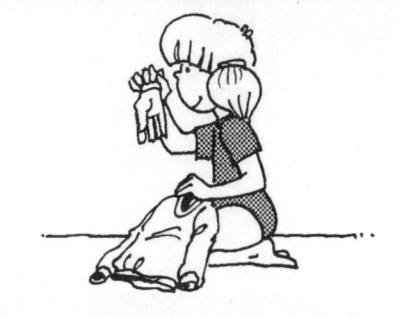

SENSORIALIDADE – SENTIR

21.3 ATIVIDADE PLÁSTICA

1. Desenho

- Desenhe seu nariz da maneira que o vê e da maneira que o cheira, depois coloque-o no lugar certo no desenho de um rosto.

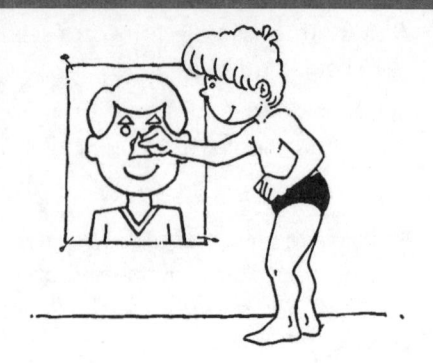

CAPÍTULO 22
SENSORIALIDADE – PALADAR

Quando pronunciamos a palavra boca, os jovens logo pensam na língua e nos lábios. Eles esquecem que a boca ocupa, em volume, quase metade da cabeça! É importante mostrar às crianças que a boca serve também, no seu conjunto, para exprimir sentimentos e perceber sensações. Quando descontraído, este órgão ajuda todo o corpo a relaxar. Através de pequenos exercícios, as crianças também podem experimentar essas sensações.

22.1 EXPRESSÃO E COMUNICAÇÃO

1. Cantiga de roda

Desenvolvimento: imite e recite.

Minha boca

Minha boca é uma janela
Que eu abro e fecho quando quero...
Ela fica pontuda quando digo "U"
Ela sorri quando digo "I"
Fica engraçada quando digo "O"
É malvada quando eu grito
É boazinha quando eu rio
Ela suspira quando eu respiro
Ela é gulosa quando eu como
Ela manda beijinhos
Para todo mundo!

(Texto de Claude Cabrol)

2. Observação

- Observe sua boca no espelho (boca fechada e aberta); compare sua boca com a dos outros.

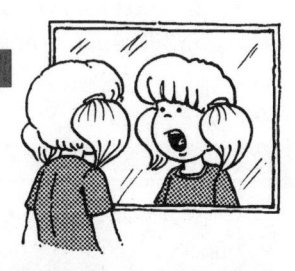

3. Higiene

- Escove os dentes, brinque com a água na boca e na garganta.

O adulto pode aproveitar este exercício para falar da escovação e conservação dos dentes. É também importante o cuidado com tudo o que a criança coloca sistematicamente na boca.

SENSORIALIDADE – PALADAR

22.2 EXERCÍCIOS SENSORIAIS

1. Exploração

- Passeie um dedo pela boca e preste atenção ao que sente; lamba ou toque com a ponta da língua a mão, o braço, o pé, os cabelos, as calças.

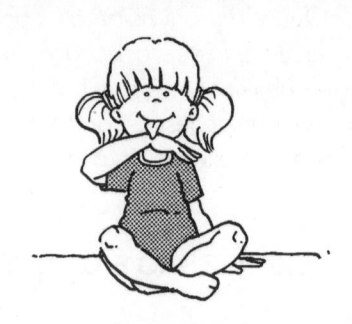

2. Degustação

- Familiarize-se com alguns alimentos e procure detalhes saborosos (tenha prazer em saborear tanto um simples biscoito quanto um pedaço de pão);
- Prove diferentes alimentos e reconheça-os pelo seu sabor (com a ponta dos lábios, a ponta da língua, com toda a boca);
- Escolha e classifique os sabores açucarados, salgados, amargos, ácidos, agradáveis, doces, picantes;
- Prove alimentos crus ou cozidos, duros ou moles, líquidos, sólidos ou pastosos;
- Mastigue os alimentos, corte, trinque, sugue.

Durante as refeições, o adulto pode aproveitar a oportunidade para comentar sobre os hábitos alimentares (muito açúcar nos lanches) e modos de comer (brincar enquanto mastiga ou bebe, comer exageradamente ou muito depressa por exemplo).

3. Sensações múltiplas

- Com a boca, sinta o seco, o molhado, o quente, o frio, o poroso, o doce; identifique certos objetos insípidos com a língua.

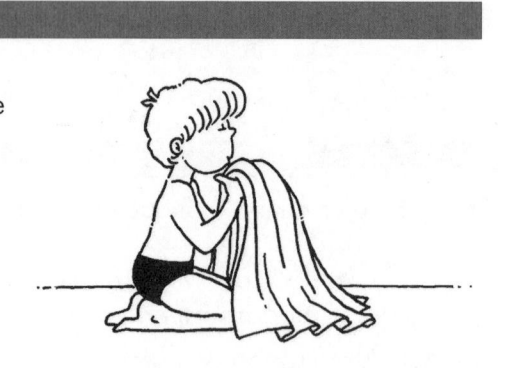

CAPÍTULO 23
SENSORIALIDADE – OUVIR

A criança escuta bem, mas pouco a pouco sua capacidade auditiva diminui. O ouvido é continuamente agredido por uma variedade de ruídos desagradáveis e ensurdecedores (motores de automóveis e de aviões, buzinas, música alta...). Os exercícios que se seguem ajudam a ter um ouvido atento e a se interessar pelo seu ambiente.

23.1 EXPRESSÃO E COMUNICAÇÃO

1. Cantiga de roda

- Desenvolvimento: encene uma pequena peça de teatro com uma história, um ator principal, e um coro; estenda o texto à sua vontade, variando os ruídos que escuta (ruídos reais, ruídos gravados, barulhos de boca, onomatopeias, etc.).

O que estamos ouvindo?

(O ator principal)	(O coro)
Vrum! Vrum! É....?	Um carro
Bzzz, Bzzz.. É...?	A mosca
Cocorocó! É...?	O galo
Vlam, plam! É...?	A porta que bate
Tip...tip...tip... É...?	A chuva
Tic-Tac! É...?	O relógio
Uuuú...Uuuú É...?	O vento
Ding, ding!	

(O ator faz de conta que está acordando e abre suas orelhas)
Eu não estou ouvindo nada
Ainda não acordei direito
Ainda não abri minhas janelinhas!

(Texto de Claude Cabrol)

SENSORIALIDADE – OUVIR

2. Observação

- Observe as próprias orelhas no espelho; observe as orelhas dos colegas, das bonecas, dos animais.

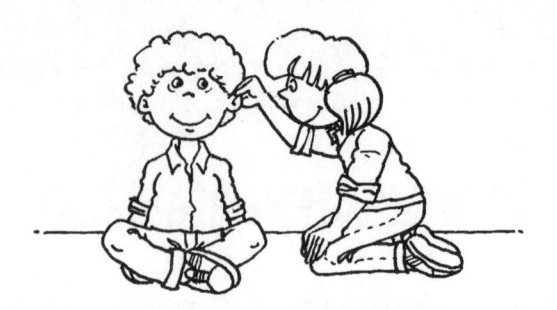

3. Jogo do telefone

- Sussurre uma frase no ouvido do colega ao lado que, por sua vez, vai sussurrar no outro colega, e assim por diante; quando chegar ao final da fila verifique se a mensagem ainda continua a mesma.

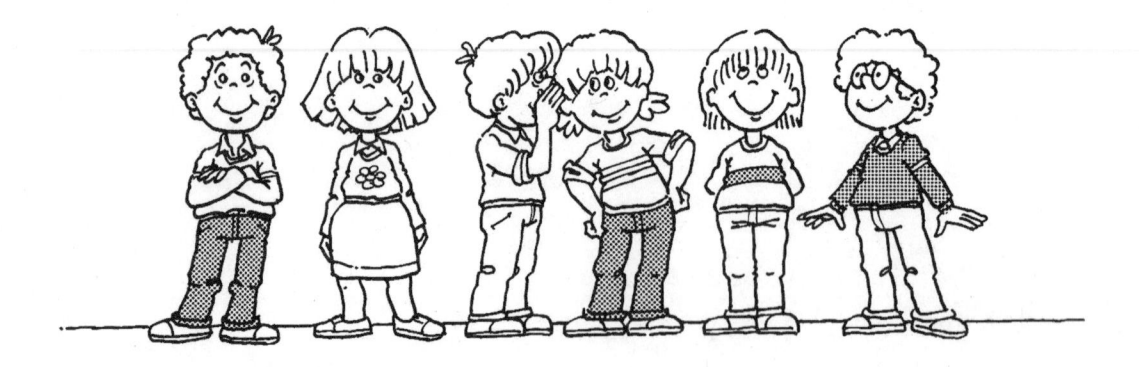

4. Higiene

- Coce levemente dentro do ouvido, depois olhe, cheire e toque o que saiu (O que é? Porque não se deve introduzir pequenos objetos dentro do ouvido?).

23.2 EXERCÍCIOS SENSORIAIS

1. Orelha dominante

- Tampe uma orelha, depois a outra, depois as duas juntas e tente encontrar qual a sua orelha dominante.

2. Rei ou rainha do silêncio

- Com os olhos vendados, ouça outras crianças que se aproximam e, tão logo ouça alguma, aponte com o dedo para eliminá-la (a criança que ficar mais tempo em silêncio é coroada o rei ou a rainha do silêncio).

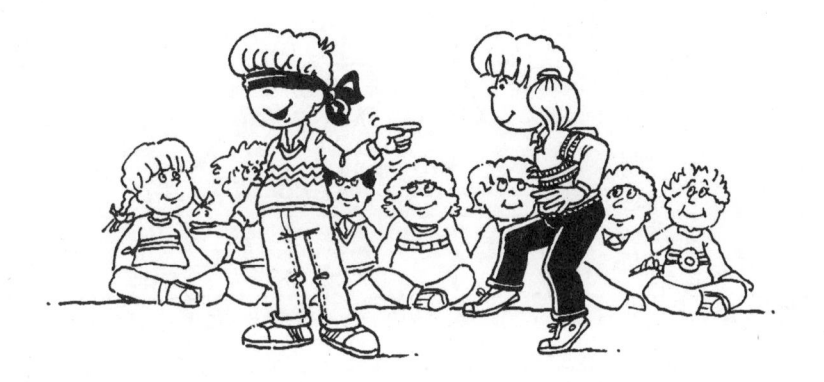

3. Distinguir

- Com os olhos vendados, reconheça seus colegas, animais instrumentos de orquestra a partir de ruídos reais, gravados ou imitados;
- Com os olhos vendados, reconheça os barulhos familiares (cadeira que cai, pássaro que canta, criança que tosse, chuva que bate nos vidros, chave na fechadura, etc.).

4. Classificação

- Distinga um som grave de outro agudo; um som forte de outro fraco, um som claro de outro difuso; um som regular de outro irregular; um som melodioso de outro dissonante; um som surdo de outro penetrante.

SENSORIALIDADE – OUVIR

5. Origem

- Com os olhos vendados, dirija-se a um relógio despertando e aperte a campainha;
- Com os olhos vendados, encontre a origem de um ruído e jogue uma bola na direção do som (objetos sonoros escondidos em lugares diferentes no ambiente, inclusive embaixo e em cima das crianças);
- Ouça um ruído e faça um gesto quando ele se distanciar ou se aproximar, acelerar, diminuir, se intensificar, parar (encontre um código visual para assinalar as diferenças).

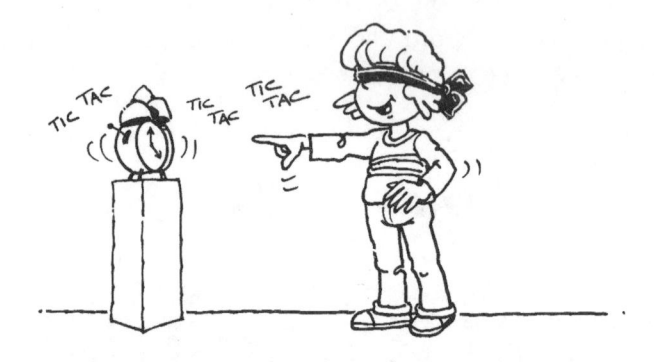

6. Caixa de ruídos

- Use recipientes para colocar lentilhas, pregos, bolinhas de gude (para agitar), papel (para amassar), elásticos (para pinçar), nozes (bater uma contra a outra), etc.

7. Voz

- Brinque com a voz, experimentando vários ruídos, gritos ou sons que se podem fazer com a boca, com a garganta; imite um ruído emitido por outra pessoa;
- Brinque com o tom da voz, diga uma frase simples (sempre a mesma) exprimindo tristeza, alegria, ternura, arrependimento, raiva, etc.

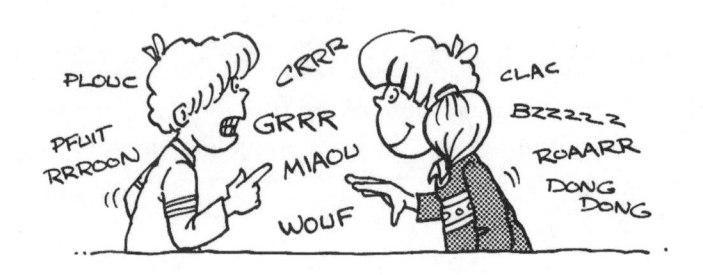

SENSORIALIDADE – OUVIR

8. Associação

- Relacione um som à imagem do instrumento, da pessoa, do animal ou do objeto que o emitiu.

9. Música

- Ouça músicas variadas (todos os gêneros e todos os países) e bata uma cadência, encontre um ritmo, recupere frases musicais, enumere os instrumentos identificados, cantarole a melodia, invente letras, pinte ou desenhe, exprima as sensações com o corpo (vá mais rápido do que a música, mais devagar).

10. Atenção

- Caminhe dentro ou fora do ambiente com todos os sentidos em alerta e, a um determinado sinal, concentre-se sobre dois ruídos diferentes; memorize para reproduzi-los em seguida ou ouvi-los mais tarde, dentro da cabeça, quando estiver sozinho.

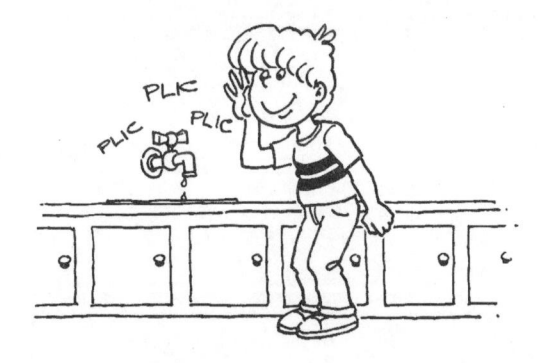

11. Imaginação

- Tente ouvir os ruídos que não existem ou ruídos que se imaginam (como os ruídos que os peixes ouvem dentro d'água, um verme embaixo da terra, uma nuvem no céu, etc.).

12. Concentração

- Ouça dois sons que tenham a mesma intensidade e concentre-se naquele que preferir.

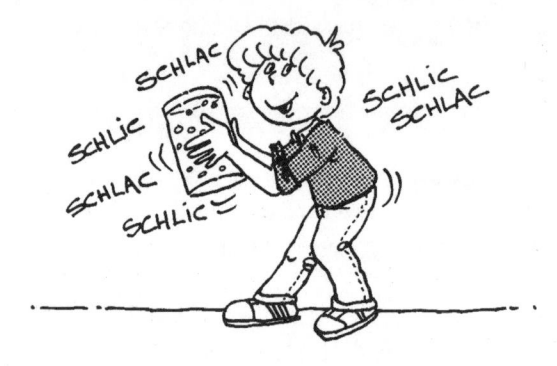

SENSORIALIDADE – OUVIR

23.3 ATIVIDADES PLÁSTICAS

1. Desenho

- Desenhe suas orelhas da maneira como as vê ou como as sente; desenhe as orelhas no lugar certo dentro de um esquema.

2. Bricolagem

- Construa instrumentos e classifique-os por família a partir dos sons que eles emitem (objetos de tamborilar, para agitar, para sacudir, etc.).

CAPÍTULO 24
SENSORIALIDADE – O SENTIDO CINESTÉSICO

A criança experimenta a sensação de movimento através de mil e uma maneiras. Por isso existe uma estreita ligação entre esta percepção e a forma com que representa seu próprio corpo. Ao ter maior mobilidade, as crianças aumentam os limites de seu universo e a imagem que têm de si mesmas.

24.1 EXERCÍCIOS SENSORIAIS

1. Jogo dos fios estendidos

- Passe debaixo de uma corda estendida em alturas diferentes, sem encostar o corpo na corda.

    Esta corda pode estar estendida na horizontal (entre duas cadeiras, duas colunas), na vertical ou inclinada. Durante o exercício, a abertura vai sendo reduzida gradativamente. Um sino preso na corda torna o exercício mais atraente e permite o controle dos movimentos das crianças.

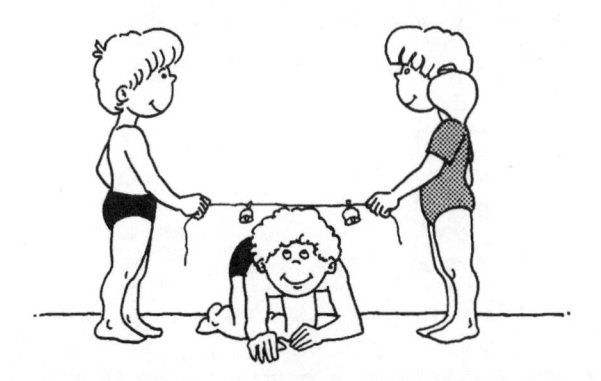

2. Labirinto

- Atravesse túneis de diferentes tamanhos e comprimentos (tubos grossos ou caixas de papelão ou de plástico); contorne objetos diversos sem tocá-los (passe entre os objetos, por baixo e por cima).

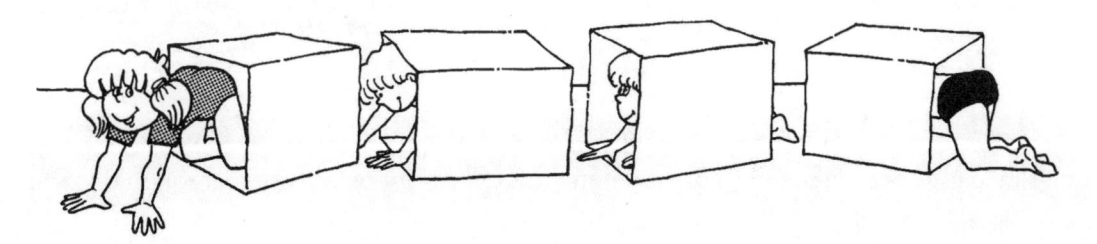

SENSORIALIDADE – O SENTIDO CINESTÉSICO

3. Esconde-esconde

- Esconda pequenos objetos com o seu corpo (debaixo dos braços, do queixo, entre as pernas); esconda-se completamente dentro de caixas ou sacos de juta; use o corpo para cobrir objetos (de diferentes tamanhos, formas e materiais).

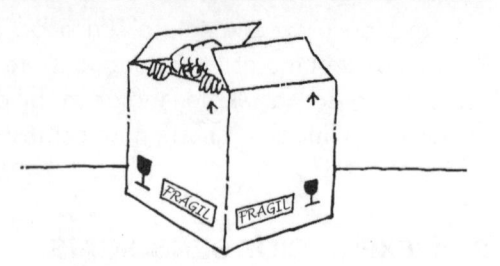

4. Recortar

- Use grandes pedaços de papelão para recortar silhuetas de diferentes tamanhos e em diversas posições (em pé, agachado, etc.), depois passe o corpo através das aberturas.

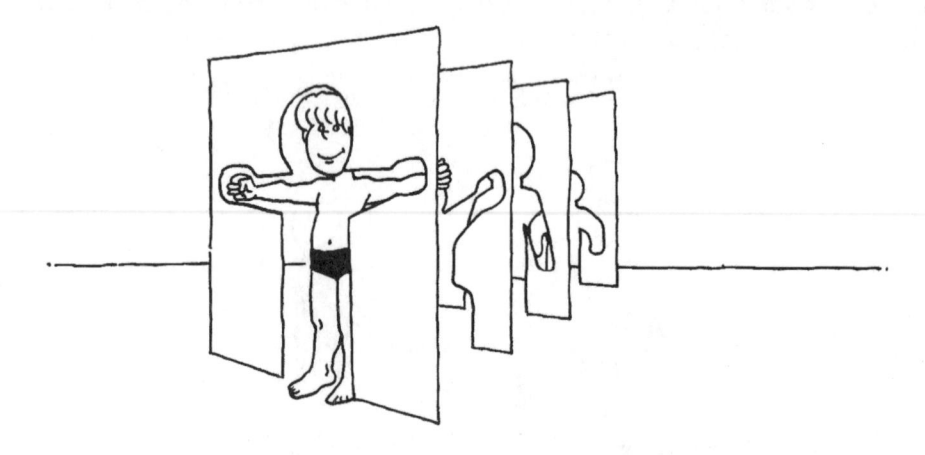

5. Repouso

- Deite-se ou sente-se sobre suportes variados e encontre uma posição confortável.

6. Mímica

- Imite a posição de uma estátua, de um animal, de um personagem (real ou de uma fotografia).

CAPÍTULO 25
AS MANDALAS

As mandalas são formadas por elementos simétricos que se articulam em torno de um centro. É impossível observá-las no seu conjunto. O olhar as explora seguindo uma progressão determinada. Este exercício visual capta a atenção da criança, estimula a concentração e ajuda a desenvolver a memória.

25.1 CRIAÇÃO DE MANDALAS

1. Mandalas vivas

- Forme rodas livres;
- Forme rodas deslocando do interior para o exterior do círculo;
- Dance rodas folclóricas.

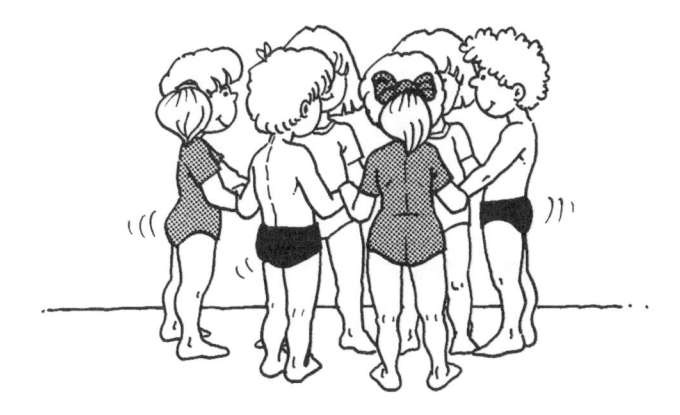

2. Fabricação de mandalas

- Crie mandalas a partir de materiais diversos (pintura, tecidos, papéis, argila, almofadas, caixas, etc.).

AS MANDALAS

25.2 UTILIZAÇÃO DAS MANDALAS

1. Decoração

- Afixe mandalas;
- Use as mandalas para compor painéis.

2. Aprendizagem

- Use um esquema em forma de mandala (informações agrupadas em torno de um centro) para se concentrar sobre uma noção difícil ou para memorizá-la mais facilmente.

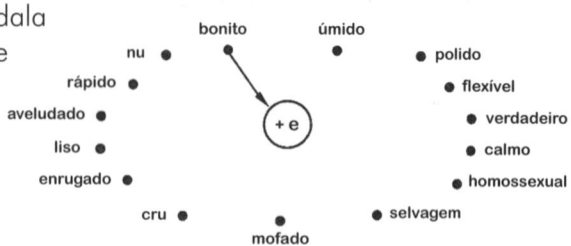

```
           bonito    úmido
    nu  •     •        •   • polido
rápido •                    • flexível
aveludado •   ( +e )        • verdadeiro
  liso •                    • calmo
enrugado •                  • homossexual
        cru •      • selvagem
              • mofado
```

3. Relaxamento

- Olhe para uma mandala para se acalmar e descontrair;
- Pinte uma mandala, começando pelo contorno e terminando no centro.

4. Despertar

- Pinte uma mandala, começando pelo centro e terminando no contorno.

5. Geometria

- Desenhe mandalas com ajuda de um compasso e siga as orientações dadas.

6. Testes

- Várias crianças pintam a mesma mandala (forneça uma cópia da original); afixe o desenho inicial e as criações; uma criança pinta a mesma mandala em momentos diferentes do mesmo dia e diferentes dias da semana, do mês, do ano;
- Observe a criança enquanto desenha ou pinta uma mandala (tintas escolhidas, progressão na aplicação das cores, etc.).

As mandalas refletem o estado de alma das crianças. Por isso, elas podem variar segundo o momento em que são executadas e a pessoa que as desenha.

AS MANDALAS

25.3 EXEMPLOS DE MANDALAS

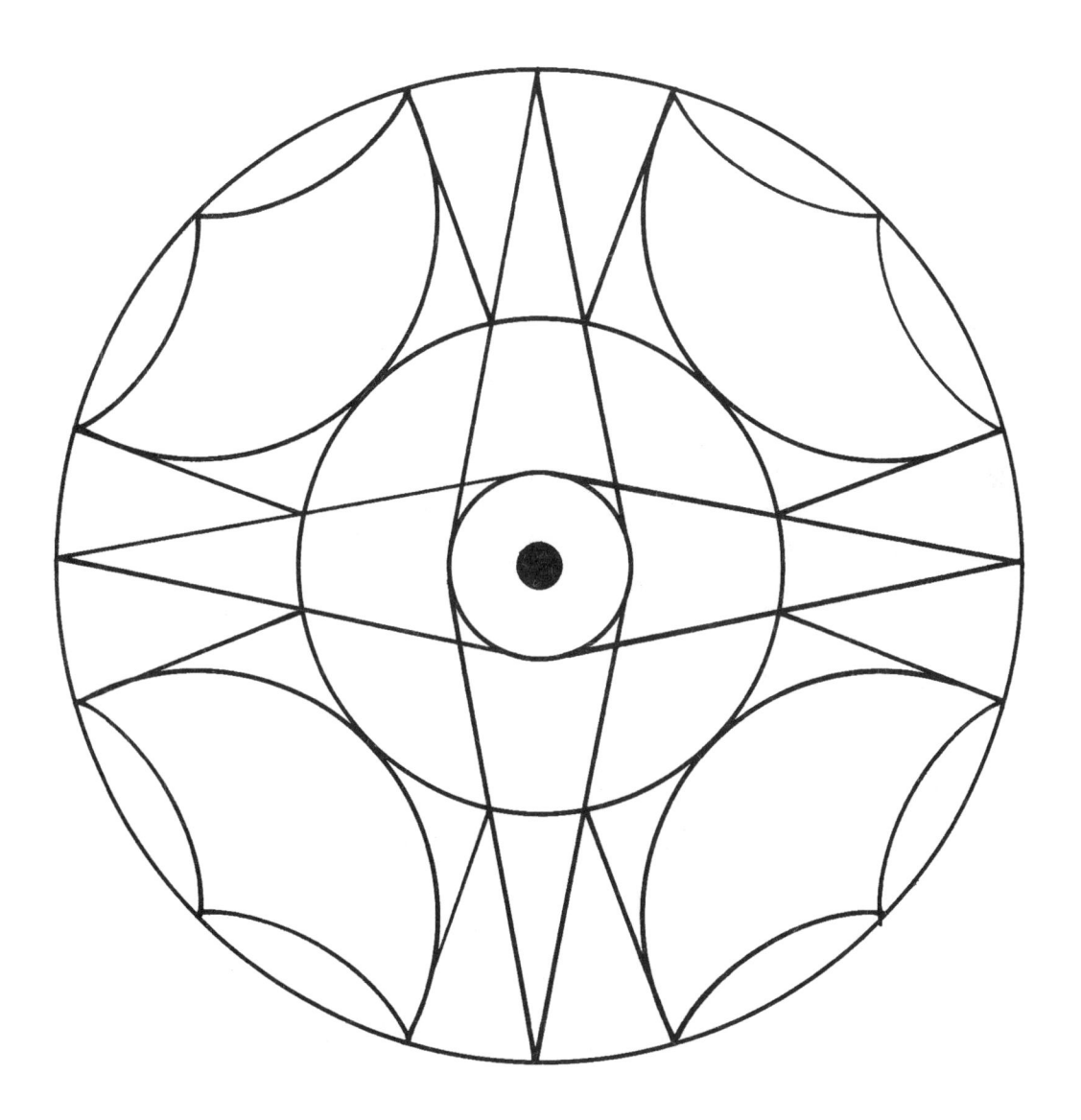

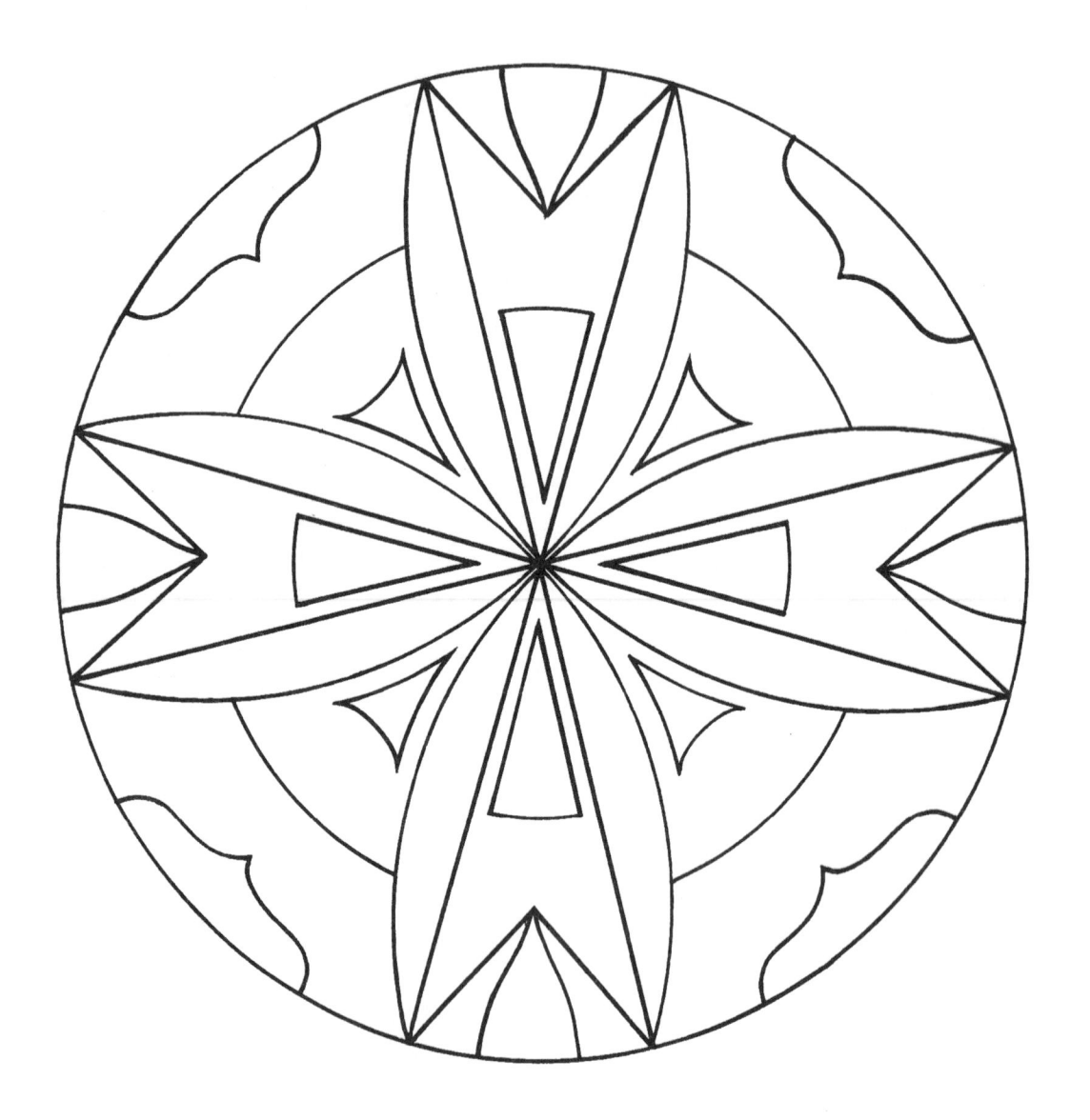

AS MANDALAS

184 GINÁSTICA DOCE e YOGA para Crianças

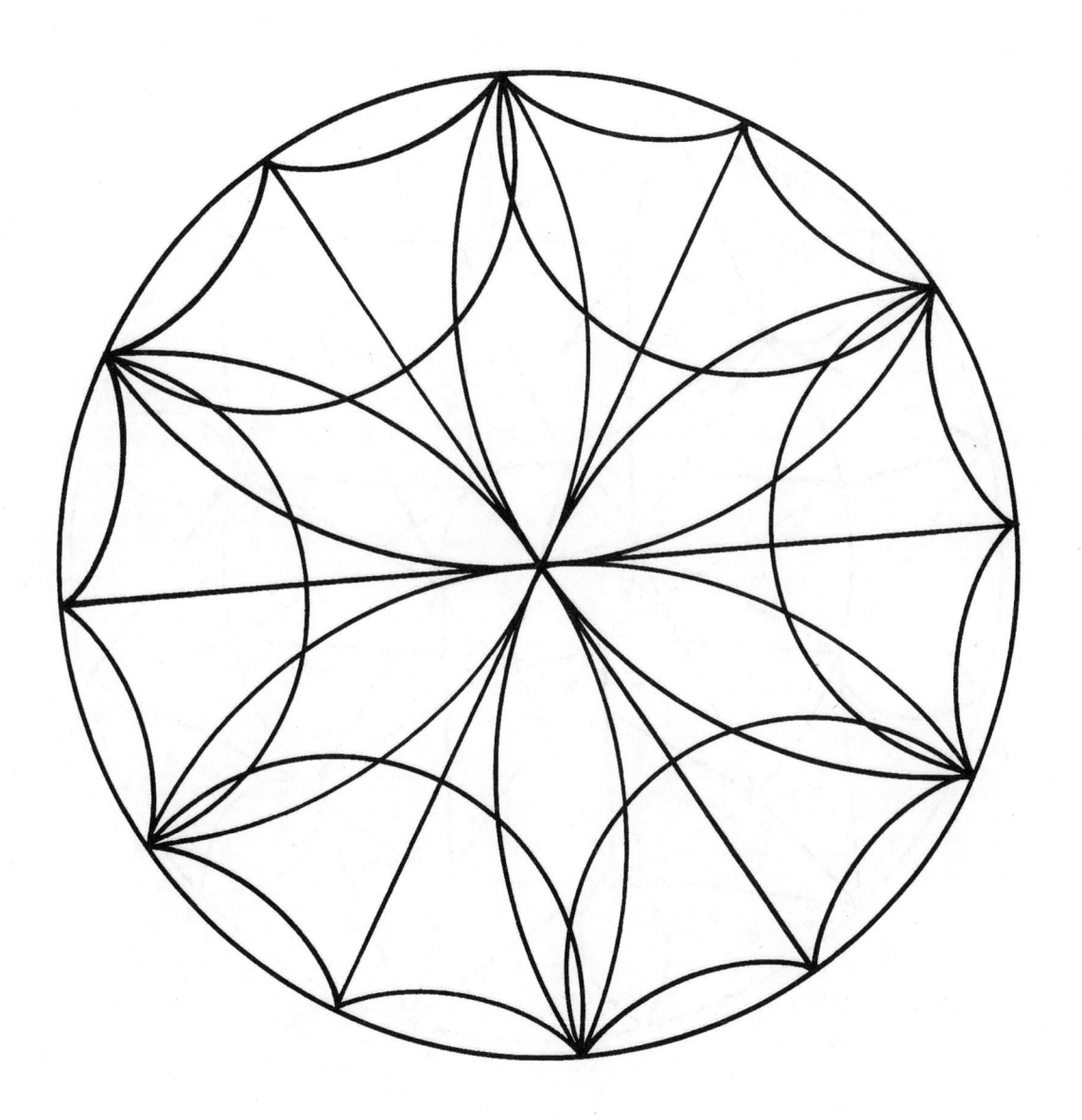

AS MANDALAS

GINÁSTICA DOCE e YOGA para Crianças 185

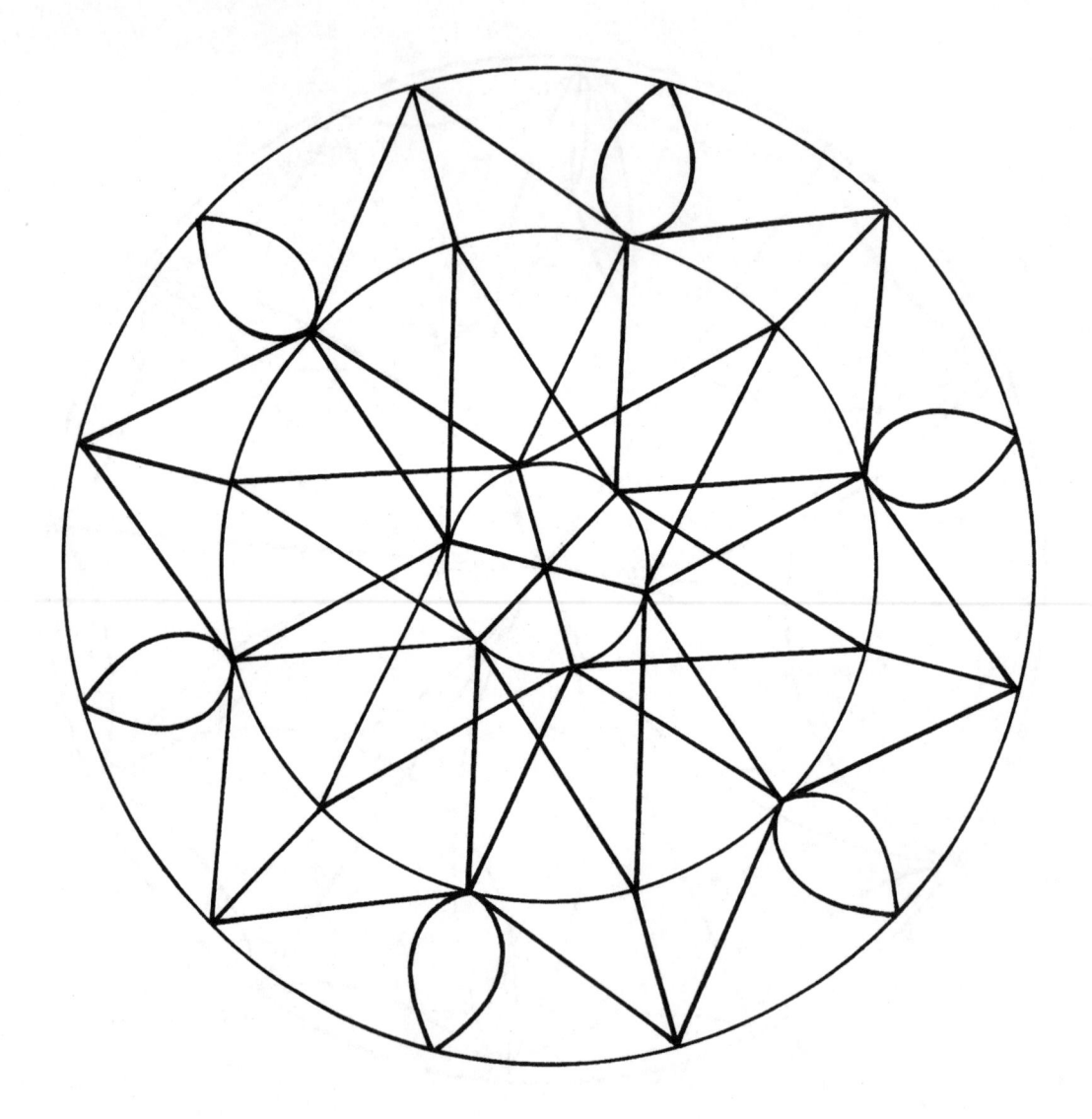

AS MANDALAS

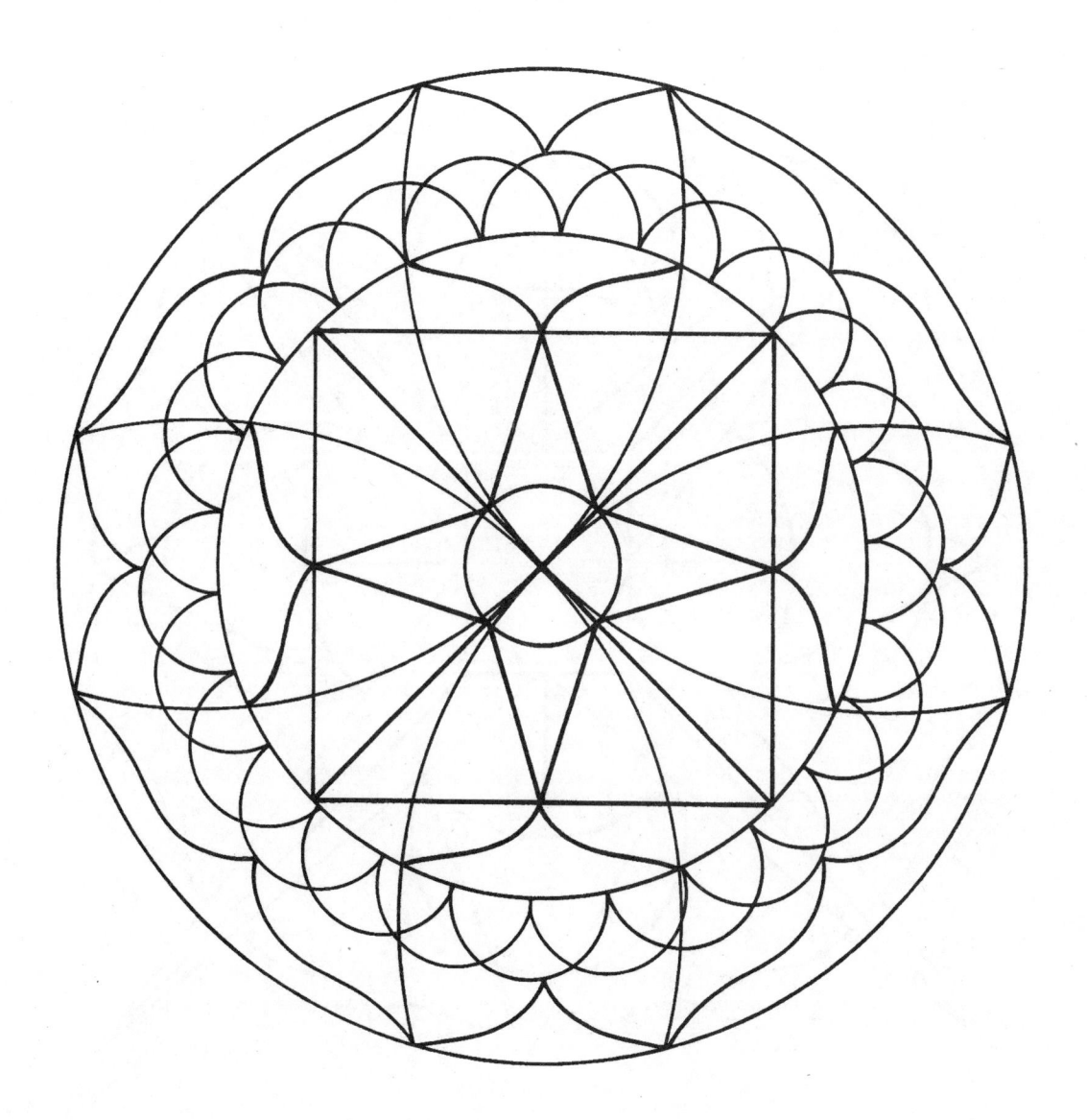

AS MANDALAS

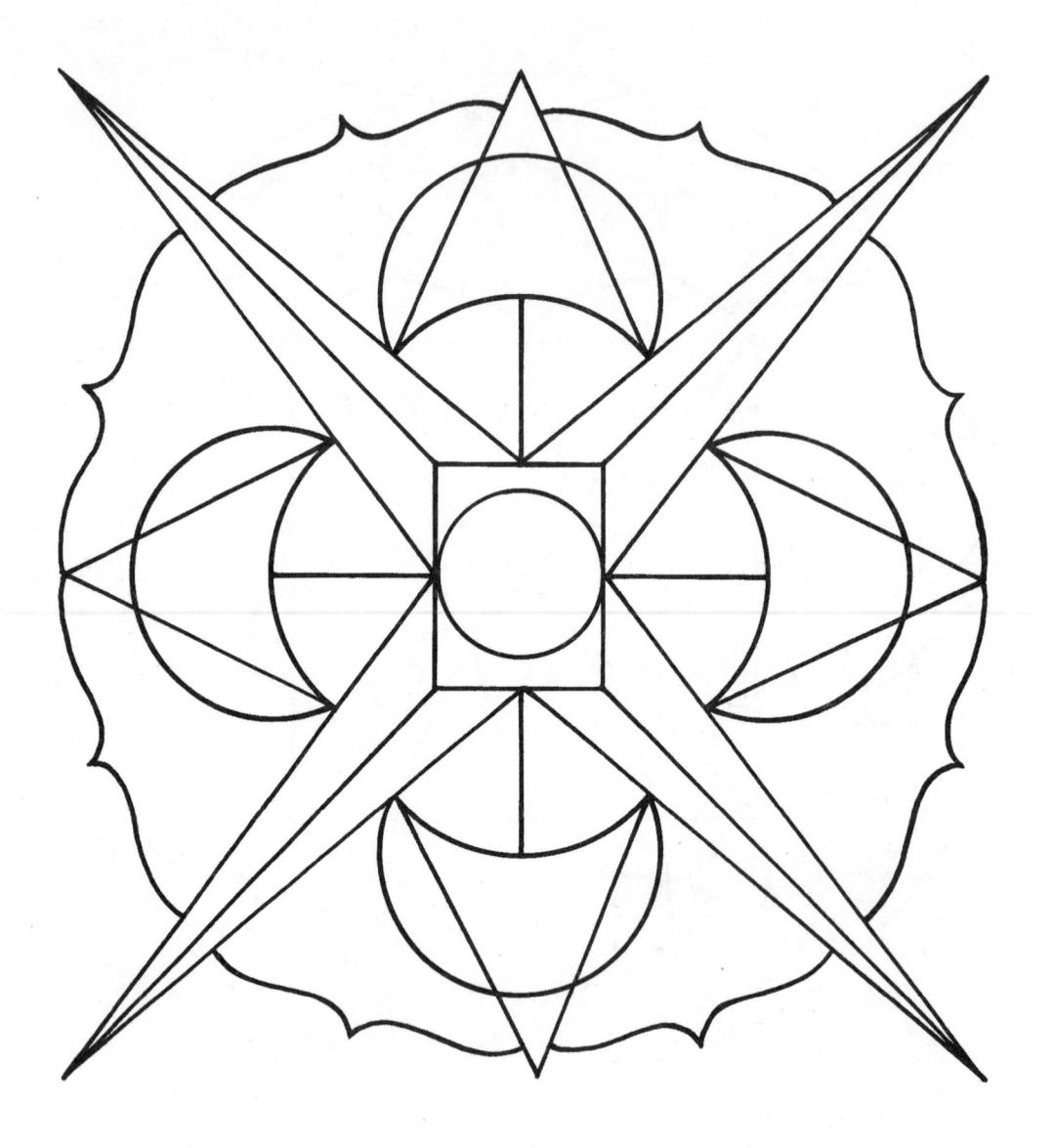

AS MANDALAS

CAPÍTULO 26
A DESCOBERTA DO CORPO

Os exercícios de Ginástica Doce e de Yoga ajudam a criança a perceber seu corpo de uma forma positiva e realista, descobrindo suas diversas partes e compreendendo sua função. Este conhecimento confere autoconfiança e melhora os contatos que estabelece ao seu redor.

Através da Ginástica Doce, as crianças podem vivenciar múltiplas experiências sensoriais e corporais. Depois de um ou vários exercícios, peça-lhes para se desenharem. Pouco a pouco você pode observar uma nítida progressão nos desenhos, como o aparecimento de certos detalhes (nariz, mãos, bochechas, pescoço, joelhos, orelhas, etc.) bem antes da idade em que normalmente aparecem.

QUADRO DE EVOLUÇÃO DO DESENHO DA FIGURA HUMANA

9 meses a 2 anos:	Desenho sem forma
18 meses a 2 anos:	Traços verticais e horizontais
2 anos:	Traço vertical
2 anos e 6 meses:	Traço horizontal
2 a 3 anos:	A pessoa é apenas uma intenção
3 anos:	O desenho propriamente dito – intenção de si e do outro
4 anos:	Aquisição da semelhança; mais desenhos quadrados e curvas fechadas
4 anos – final:	Boneco cabeçudo
4 a 5 anos:	Evocação do nascimento
5 anos:	A criança sabe copiar um quadrado; figura humana típica
5 a 6 anos:	A criança sabe desenhar (intervenção da influência do adulto); período de socialização
6 anos:	A criança sabe copiar um losango
7 anos:	Desenho = brincadeira; máximo desenvolvimento que se atrofia em seguida; os traços dos membros do boneco são copiados e os detalhes da roupa são mais numerosos
8 anos:	Aparecimento do pescoço
8 a 9 anos:	A criança se exprime com a ajuda de símbolos (tendência); período onde se encontram os temas de barcos (retorno infantil)
9 a 10 anos:	A criança sabe encontrar a qual ponto do espaço correspondem três dimensões; já pode reproduzir dois desenhos de memória
9 a 12 anos:	Período de insensibilidade; desenho adulto

(Extraído do livro *"L'interprétation des dessins d'enfants"* de D. Widlocher, Éditions Dessard.)

ÍNDICE GERAL

CAPÍTULO 1 – A GINÁSTICA DOCE NA ESCOLA e EM CASA, 13

1.1 Porquê?, 13
1.2 Como?, 17
1.3 Quando?, 20

CAPÍTULO 2 – O CORPO, 25

CADERNO DE EXERCÍCIOS, 29

CAPÍTULO 3 – A RECENTRAÇÃO, 31

3.1 Exercícios para recentrar
    1. As pequenas correntes de ar, 32
    2. "Dizer fazendo", 32
    3. O burrinho, 33
    4. As raízes, 33
    5. As simetrias, 33

3.2 Outros exercícios, 34

CAPÍTULO 4 – O DESPERTAR, 35

4.1 Exercícios para acordar e estimular
    1. O Buda, 36
    2. O músculo, 36
    3. O robô, 36
    4. Um passeio de carro, 36
    5. O desfile dos bichos, 37

4.2 Outros exercícios, 38

CAPÍTULO 5 – O EQUILÍBRIO, 39

5.1 Exercícios de equilíbrio
    1. Os elevadores, 40

      2. A cadeira invisível, 40

      3. As ondas, 41

      4. A árvore, 41

      5. O desfile das balizas, 42

      6. O hidroavião, 42

      7. A amazona, 43

      8. O motorista, 43

      9. O foguete, 43

5.2 Outros exercícios, 44

CAPÍTULO 6 – O RELAXAMENTO, 45

6.1 Exercícios para relaxar

      1. O aviãozinho, 46

      2. A boneca que dorme, 46

      3. Os contrastes, 47

      4. O ratinho, 47

      5. O bebê, 47

      6. Na praia, 48

      7. Ver com os olhos fechados, 48

      8. Os músicos, 48

      9. O sonho, 48

6.2 Relaxamento através das posturas de Yoga

      1. A tartaruga, 49

      2. A folha dobrada, 49

6.3 Outros exercícios, 50

CAPÍTULO 7 – A RESPIRAÇÃO, 51

7.1 Trabalho consciente com sua respiração

      1. Respiração profunda (Despertar), 52

      2. Respiração completa, 52

      3. Respiração "em escadinha" (Despertar – Equilíbrio – Recentração), 52

ÍNDICE GERAL

4. Respiração "em elevador" (Recentração – Equilíbrio), 53
5. Respiração alternada (Equilíbrio), 53
6. Respiração de limpeza (oxigenação e limpeza do cérebro) (Despertar), 53

7.2 Respiração a partir de imagens
1. A bolha, 54
2. A árvore (Relaxamento), 54
3. O pássaro (Relaxamento), 55
4. A flor, 55
5. O moinho de vento, 55
6. O trenzinho (Despertar), 56

7.3 Respiração a partir de desenhos
1. De casa para a escola, 57
2. Desenhar com os olhos, 57

7.4 Brincadeiras com o sopro
1. Tomada de consciência, 58
2. Objetos ou imagens mentais, 58
3. Instrumentos e acessórios, 58
4. Trabalho do diafragma, 59

CAPÍTULO 8 – AS EXTREMIDADES, 61

8.1 O corpo
1. A britadeira (Recentração – Relaxamento), 62
2. A estrela do mar (Recentração – Despertar), 62
3. A marionete (Recentração – Despertar – Relaxamento), 62
4. Na lua (Recentração), 63
5. A boneca de pano (Relaxamento), 63
6. A canoa (Despertar), 63
7. A estátua (Recentração), 63
8. O rolo compressor (Despertar), 64
9. O bambu (Despertar), 64
10. O salgueiro chorão (Relaxamento), 64
11. O pêndulo, 65

ÍNDICE GERAL

    12. O pintinho (Relaxamento), 65
    13. Automassagem (corpo) (Recentração – Relaxamento), 65
    14. O espelho (Recentração), 66
    15. O chuveiro (Despertar – Relaxamento), 66
    16. O cata-vento (Relaxamento), 66
    17. Automassagem (cabeça) (Despertar – Relaxamento), 66

8.2 O rosto
    1. A maçã enrugada (Relaxamento), 67
    2. O acordeão (Relaxamento), 67
    3. O balão, 67
    4. As caretas (Despertar), 68
    5. O ferro de passar (Despertar), 68
    6. Ver com os olhos fechados (Relaxamento), 68
    7. Automassagem (Recentração – Relaxamento), 68

8.3 As mãos
    1. A ostra (Relaxamento), 69
    2. As garras (Despertar – Relaxamento), 69
    3. As mãos geladas (Despertar – Relaxamento), 69
    4. Os mosquitos, 69
    5. Os soldadinhos, 69
    6. A bola de neve (Despertar), 70
    7. A chave de fenda (Relaxamento), 70
    8. A marionete (Relaxamento), 70
    9. Mãos de espanador (Relaxamento), 70
    10. As lembranças (Relaxamento), 71
    11. Automassagem (Despertar), 71

8.4 Os pés
    1. A centopeia (Despertar – Relaxamento), 72
    2. O limpador de para-brisas, 72
    3. O macaco (Despertar – Relaxamento), 72
    4. A dança da chuva (Despertar – Relaxamento), 73
    5. O circo, 73
    6. Automassagem (Despertar), 73

ÍNDICE GERAL

8.5 Os olhos
1. As faíscas (Relaxamento), 74
2. O periscópio, 74
3. A mosca (Recentração), 74
4. O despertar (Recentração), 75
5. As mímicas, 75
6. A coruja (Recentração), 75
7. Tratak (Recentração – Relaxamento), 76
8. A vista longa (Despertar), 76
9. A bola de gude (Relaxamento), 76
10. Automassagem (Recentração – Relaxamento), 77

8.6 O nariz
1. O zoológico (Despertar), 78
2. Os perfumes, 78
3. Automassagem (Recentração – Relaxamento), 78

8.7 A boca
1. Língua de cobra (Despertar – Relaxamento), 79
2. Boca fechada (Relaxamento), 79
3. O gravador, 79
4. O mudo (Relaxamento), 80
5. O peixe (Despertar – Relaxamento), 80
6. O cavalo que ri, 80
7. Boca elástica (Relaxamento), 81
8. O leão, 81

8.8 As orelhas
1. A abelha (Recentração – Relaxamento), 82
2. O capacete (Recentração – Relaxamento), 82
3. O espião (Recentração – Relaxamento), 82
4. O banho do gatinho (Relaxamento), 82
5. Automassagem (Recentração), 82

ÍNDICE GERAL

CAPÍTULO 9 – A CINTURA ESCAPULAR, 83

9.1 Posturas

1. O braço escondido, 89
2. A sesta, 89
3. A galinha que cisca, 89
4. O chifre, 85
5. A trança, 85
6. O lagarto ao sol, 85
7. O passarinho adormecido, 85

9.2 Movimentos

1. A sereia, 86
2. O molinete, 86
3. O boneco de borracha, 87
4. A borboleta, 88
5. A chama, 88

CAPÍTULO 10 – A CINTURA PÉLVICA, 89

10.1 Posturas

1. O coelhinho vigilante, 90
2. O tigre preguiçoso, 90
3. A pinça (variantes dinâmicas), 91
4. A pinça (variantes passivas), 92
5. A gota d'água, 93
6. A ponte, 93
7. A colheita, 93

10.2 Movimentos

1. A cadeira de balanço, 94
2. A bomba, 94
3. A borboleta (pernas), 95
4. O barco, 95
5. A flecha, 95
6. O arco-íris, 96

ÍNDICE GERAL

7. A rã, 96
8. O pato, 97
9. A reverência, 98

CAPÍTULO 11 – A COLUNA VERTEBRAL, 99

11.1 Posturas
  1. A folha dobrada, 100
  2. A vela, 100
  3. A bola, 101
  4. A esfinge, 101
  5. Gandhi, 101
  6. O cachorrinho, 102

11.2 Movimentos
  1. A cobra, 103
  2. O bambolê, 103
  3. O gato, 104
  4. O berço, 104
  5. A camponesa, 104
  6. O arco, 105
  7. A tesoura, 105
  8. A hélice, 106
  9. O avião, 106
  10. A rosca, 106
  11. A espiral, 107
  12. O saca-rolhas, 107
  13. O aro, 107
  14. O pregador de roupas, 108
  15. As mãos coladas, 108

CAPÍTULO 12 – A GINÁSTICA LENTA e A GINÁSTICA NÃO VOLUNTÁRIA, 109

12.1 A Ginástica Lenta
  1. Hércules, 110

12.2 A Ginástica Não Voluntária

    1. O vai e vem, 111

    2. O balanço, 111

    3. A vela derretida, 111

    4. O gorila, 111

    5. A alga, 112

    6. A girafa cansada, 112

CAPÍTULO 13 – A GINÁSTICA PASSIVA, 113

13.1 A Ginástica Passiva

    1. Membros inferiores, 114

    2. Membros superiores, 114

    3. Cabeça, 115

CAPÍTULO 13 – A MASSAGEM, 116

13.2 A Massagem

    1. Corpo, 117

    2. Cabeça, 117

    3. Rosto, 117

    4. Mãos, 117

    5. Pés, 118

    6. Olhos, 118

    7. Nariz, 118

    8. Orelhas, 118

CAPÍTULO 14 – A VISUALIZAÇÃO, 119

14.1 Formação de imagens mentais a partir da concentração

    1. Concentração em um objeto, 120

    2. Concentração em um desenho, 120

    3. Concentração em uma palavra, 120

    4. Concentração em uma palavra sem sentido, 121

ÍNDICE GERAL

5. Concentração em uma sensação, 121
6. Concentração dirigida, 121

14.2 Formação de imagens mentais a partir de estímulos variados
1. Suportes reais, 122
2. Palavras de lembranças, 122
3. Acontecimentos recentes (introdução do movimento), 122
4. Situações vividas em outro lugar, 123
5. Imagens simples (introdução de um cenário), 123
6. A borracha, 123
7. Sequência de imagens, 124
8. Historinhas, 124

CADERNO DE SESSÕES COMPLETAS, 127

CAPÍTULO 15 – AS SESSÕES COMPLETAS, 129

15.1 Sessão completa, 129
Fase preparatória
Fase ativa
Fase relaxante

15.2 Sessão completa, 137
Fase preparatória
Fase ativa
Fase relaxante

15.3 Sessão completa, 139
Fase preparatória
Fase ativa
Fase relaxante

15.4 Sessão completa, 141
Fase preparatória
Fase ativa
Fase relaxante

ÍNDICE GERAL

CADERNO DE ATIVIDADES CONECTADAS, 143

A sensorialidade, as mandalas e a descoberta do corpo, 143

CAPÍTULO 16 – SENSORIALIDADE: O CORPO, 145

16.1 Expressão e comunicação
    1. Cantiga de roda, 145
    2. Canto das figuras, 145
    3. Observação, 146
    4. Disfarce, 146
    5. Vocabulário, 146
    6. Canto de imitação, 146
    7. Atitude, 146

16.2 Movimentos
    1. Dança, 147
    2. Ação livre, 147
    3. Ação dirigida, 147
    4. Mímica, 147

16.3 Atividades plásticas
    1. Autorretrato, 148
    2. Formas para desenhar, 148
    3. Modelagem, 148
    4. Construção, 148
    5. Recortar, 148
    6. Colagem, 148

CAPÍTULO 17 – SENSORIALIDADE: O ROSTO, 149

17.1 Expressão e comunicação
    1. Cantiga de roda, 149
    2. Canto das figuras, 149
    3. Disfarce, 149
    4. Observação, 150
    5. Mímica de canções e cantigas de roda, 150
    6. Atitude, 150

17.2 Atividades plásticas
    1. Autorretrato, 151
    2. Retrato, 151
    3. Maquilagem, 151
    4. Modelagem, 151
    5. Gravura ou escultura, 151
    6. Recortar, 152
    7. Máscara, 152

CAPÍTULO 18 – SENSORIALIDADE: TOCAR COM AS MÃOS, 153

18.1 Expressão e comunicação
    1. Cantiga de roda, 153
    2. Canto das figuras, 153
    3. Observação, 154
    4. Mímica, 154
    5. Diálogo, 154
    6. Sombra chinesa, 154
    7. Posição, 154
    8. Verbalização, 154

18.2 Exercícios sensoriais
    1. Sensações múltiplas, 155
    2. Gesto, 155
    3. O jogo de Kim, 155
    4. Caixa misteriosa, 155
    5. Atividade culinária, 156
    6. Brincar de loja, 156
    7. Irmão gêmeo, 156
    8. Caixa de tocar, 156
    9. Lembrança tátil, 156
    10. Caminho de sensações, 157
    11. Disfarce, 157

18.3 Atividades plásticas
    1. Contorno e impressão, 158

2. Ação livre e dirigida, 158
3. Bricolagem, 158
4. Marionete, 158

CAPÍTULO 19 – SENSORIALIDADE: TOCAR COM OS PÉS, 159

19.1 Expressão e comunicação
   1. Cantiga de roda, 159
   2. Canto das figuras, 160
   3. Observação, 160
   4. Diálogo, 160
   5. Posição, 160
   6. Verbalização, 160

19.2 Exercícios sensoriais
   1. Sensações múltiplas, 161
   2. Gesto, 161
   3. Percurso sensorial, 161
   4. Lembrança tátil, 161

19.3 Atividades plásticas
   1. Silhueta e impressão, 162
   2. Desenho, 162
   3. Marionete, 162

CAPÍTULO 20 – SENSORIALIDADE: VER, 163

20.1 Expressão e comunicação
   1. Cantiga de roda, 163
   2. Observação, 163
   3. Atitude, 163

20.2 Exercícios sensoriais
   1. Observação, 164
   2. Lembrança visual, 164
   3. Transparências, 164
   4. Ação dirigida, 164

ÍNDICE GERAL

      5. Distinguir, 165
      6. Caixa de ver, 165
      7. Descoberta, 165

20.3 Atividade plástica
      1. Desenho, 166

CAPÍTULO 21 – SENSORIALIDADE: SENTIR, 167

21.1 Expressão e comunicação
      1. Cantiga de roda, 167
      2. Observação, 167
      3. Descoberta, 167
      4. Higiene, 167

21.2 Exercícios sensoriais
      1. Cheiros, 168
      2. Distinguir, 168
      3. Caixa de cheiros, 168
      4. Caminho de cheiros, 168
      5. Lembrança olfativa, 169
      6. Atenção, 169
      7. Cheiro do corpo, 169

21.3 Atividade plástica
      1. Desenho, 170

CAPÍTULO 22 – SENSORIALIDADE: PALADAR, 171

22.1 Expressão e comunicação
      1. Cantiga de roda, 171
      2. Observação, 171
      3. Higiene, 171

22.2 Exercícios sensoriais
      1. Exploração, 172
      2. Degustação, 172

3. Sensações múltiplas, 172

CAPÍTULO 23 – SENSORIALIDADE: OUVIR, 173

23.1 Expressão e comunicação
  1. Cantiga de roda, 173
  2. Observação, 174
  3. Jogo do telefone, 174
  4. Higiene, 174

23.2 Exercícios sensoriais
  1. Orelha dominante, 175
  2. Rei ou rainha do silêncio, 175
  3. Distinguir, 175
  4. Classificação, 175
  5. Origem, 176
  6. Caixa de ruídos, 176
  7. Voz, 176
  8. Associação, 177
  9. Música, 177
  10. Atenção, 177
  11. Imaginação, 177
  12. Concentração, 177

23.3 Atividades artísticas
  1. Desenho, 178
  2. Bricolagem, 178

CAPÍTULO 24 – SENSORIALIDADE: O SENTIDO CINESTÉSICO, 179

24.1 Exercícios sensoriais
  1. Jogo dos fios estendidos, 179
  2. Labirinto, 179
  3. Esconde-esconde, 180
  4. Recortar, 180
  5. Repouso, 180
  6. Mímica, 180

CAPÍTULO 25 – AS MANDALAS, 181

25.1 Criação de mandalas
   1. Mandalas vivas, 181
   2. Para fazer mandalas, 181

25.2 Utilização das mandalas
   1. Decoração, 182
   2. Aprendizagem, 182
   3. Relaxamento, 182
   4. Despertar, 182
   5. Geometria, 182
   6. Testes, 182

25.3 Exemplos de mandalas, 183

CAPÍTULO 26 – A DESCOBERTA DO CORPO, 189

ÍNDICE GERAL, 190

ÍNDICE REMISSIVO, 205

ÍNDICE REMISSIVO

EXERCÍCIO	PÁGINA	CAPÍTULO
A		
Abelha (a)	82	Extremidades (orelhas)
Acordeão (o)	67	Extremidades (rosto)
Ação dirigida (sensorialidade)	147	Corpo
Ação dirigida (sensorialidade)	164	Ver
Ação livre (sensorialidade)	147	Corpo
Ação livre e dirigida (sensorialidade)	158	Tocar (mãos)
Acontecimentos recentes	122	Visualização
Alga (a)	112	Ginástica Não Voluntária
Atividade culinária (sensorialidade)	156	Tocar (mãos)
Amazona (a)	43	Equilíbrio
Aprendizagem	182	Mandalas
Árvore (a)	41	Equilíbrio
Árvore (a)	54	Respiração
Arco (o)	165	Coluna vertebral
Arco íris (o)	96	Cintura pélvica
Aro (o)	187	Coluna vertebral
Associação (sensorialidade)	177	Ouvir
Atenção (sensorialidade)	177	Ouvir
Atenção (sensorialidade)	169	Sentir
Atitude (sensorialidade)	146	Corpo
Atitude (sensorialidade)	150	Rosto
Atitude (sensorialidade)	163	Ver
Automassagem (cabeça)	66	Extremidades
Automassagem (corpo)	65	Extremidades
Automassagem (nariz)	78	Extremidades
Automassagem (rosto)	68	Extremidades
Automassagem (mãos)	71	Extremidades
Automassagem (orelhas)	82	Extremidades
Automassagem (pés)	73	Extremidades
Automassagem (olhos)	77	Extremidades
Autorretrato (sensorialidade)	148	Corpo
Autorretrato (sensorialidade)	151	Rosto
Avião (o)	106	Coluna vertebral
Aviãozinho (o)	46	Relaxamento

ÍNDICE REMISSIVO

B

Balão (o)	67	Extremidades (rosto)
Balanço	111	Ginástica não voluntária
Bambolê	103	Coluna vertebral
Bambu (o)	64	Extremidades (corpo)
Banho do gatinho (o)	82	Extremidades (orelha)
Barco (o)	95	Cintura pélvica
Bebê (o)	47	Relaxamento
Berço (o)	101	Coluna vertebral
Bola de gude (a)	76	Extremidades (olhos)
Boca fechada (a)	79	Extremidades (boca)
Boca elástica (a)	81	Extremidades (boca)
Bola (a)	101	Coluna vertebral
Bola de neve (a)	70	Extremidades (mãos)
Bolha (a)	54	Respiração
Bomba (a)	94	Cintura pélvica
Boneca de pano (a)	63	Extremidades (mãos)
Boneca que dorme (a)	46	Relaxamento
Boneco de borracha (o)	87	Cintura escapular
Borboleta (a)	88	Cintura escapular
Borboleta (a)	95	Cintura pélvica
Borracha (a)	123	Visualização
Braço escondido (o)	84	Cintura escapular
Bricolagem (sensorialidade)	178	Ouvir
Bricolagem (sensorialidade)	158	Tocar (mãos)
Brincar de loja (sensorialidade)	156	Tocar (mãos)
Britadeira (a)	62	Extremidades (corpo)
Buda (o)	36	Despertar
Burrinho (o)	33	Recentração

C

Cabeça	115	Ginástica passiva
Cabeça (a)	117	Massagem
Cachorrinho (o)	132	Coluna vertebral
Cadeira de balanço	94	Extremidades (rosto)
Cadeira invisível (a)	40	Equilíbrio
Caixa de ruídos (sensorialidade)	176	Ouvir
Caixa de cheiros (sensorialidade)	168	Sentir
Caixa de tocar (sensorialidade)	156	Tocar (mãos)
Caixa de ver (sensorialidade)	165	Ver

ÍNDICE REMISSIVO

Caixa misteriosa (sensorialidade)	155	Tocar (mãos)
Caminho de cheiros (sensorialidade)	168	Sentir
Caminho de sensações (sensorialidade)	157	Tocar (mãos)
Camponesa (a)	104	Coluna vertebral
Canoa (a)	63	Extremidades (corpo)
Cavalo que ri (o)	80	Extremidades (boca)
Canto de imitação (sensorialidade)	146	Corpo
Canto de imitação (sensorialidade)	150	Rosto
Canto das figuras (sensorialidade)	145	Corpo
Canto das figuras (sensorialidade)	153	Tocar (mãos)
Canto das figuras (sensorialidade)	160	Tocar (pés)
Canto das figuras (sensorialidade)	149	Rosto
Caretas (as)	68	Extremidades (rosto)
Cata-vento (o)	66	Extremidades (corpo)
Centopéia (a)	72	Extremidades (pés)
Chama (a)	88	Cintura escapular
Cheiro do corpo (sensorialidade)	169	Sentir
Circo (o)	73	Extremidades (pés)
Classificação (sensorialidade)	175	Ouvir
Colagem (sensorialidade)	148	Corpo
Cantiga de roda (sensorialidade)	145	Corpo
Cantiga de roda (sensorialidade)	173	Ouvir
Cantiga de roda (sensorialidade)	171	Paladar
Cantiga de roda (sensorialidade)	167	Sentir
Cantiga de roda (sensorialidade)	153	Tocar (mãos)
Cantiga de roda (sensorialidade)	159	Tocar (pés)
Cantiga de roda (sensorialidade)	149	Rosto
Cantiga de roda (sensorialidade)	163	Ver
Concentração (sensorialidade)	168	Ouvir
Chave de fenda (a)	70	Extremidades (mãos)
Cheiros (sensorialidade)	168	Sentir
Chuveiro (o)	66	Extremidades (corpo)
Cobra (a)	103	Coluna vertebral
Colheita (a)	93	Cintura pélvica
Coelhinho vigilante (o)	90	Cintura pélvica
Concentração dirigida	121	Visualização
Concentração em um objeto	120	Visualização
Concentração em uma palavra	120	Visualização
Concentração em uma palavra, sem sentido	121	Visualização
Concentração em um desenho	120	Visualização
Concentração em uma sensação	121	Visualização

ÍNDICE REMISSIVO

Construção (sensorialidade)	148	Corpo
Contorno e impressão (sensorialidade)	158	Tocar (mãos)
Contorno e impressão (sensorialidade)	162	Tocar (pés)
Contrastes (os)	47	Relaxamento
Chifre (o)	85	Cintura escapular
Corpo (o)	117	Massagem
Coruja (a)	75	Extremidades (olhos)

D

Dança (sensorialidade)	147	Corpo
Dança da chuva (a)	73	Extremidades (pés)
De casa para a escola	57	Respiração
Decoração	182	Mandalas
Descoberta (sensorialidade)	167	Sentir
Descoberta (sensorialidade)	165	Ver
Desfile dos bichos (o)	37	Despertar
Disfarce (sensorialidade)	146	Corpo
Disfarce (sensorialidade)	157	Tocar (mãos)
Disfarce (sensorialidade)	149	Rosto
Degustação (sensorialidade)	172	Paladar
Desenho (sensorialidade)	178	Ouvir
Desenho (sensorialidade)	170	Sentir
Desenho (sensorialidade)	162	Tocar (pés)
Desenho (sensorialidade)	166	Ver
Desenhar com os olhos	57	Respiração
Desfile de balizas (o)	42	Equilíbrio
Despertar	182	Mandalas
Despertar (o)	75	Extremidades
Diálogo (sensorialidade)	154	Tocar (mãos)
Diálogo (sensorialidade)	160	Tocar (pés)
Dizer fazendo	32	Recentração
Distinguir (sensorialidade)	175	Ouvir
Distinguir (sensorialidade)	168	Sentir
Distinguir (sensorialidade)	165	Ver

E

Elevadores (os)	40	Equilíbrio
Esconde-esconde	180	Sentido cinestésico
Esfinge (a)	101	Coluna vertebral
Espelho (o)	66	Extremidades (corpo)

ÍNDICE REMISSIVO

Espião (o)	82	Extremidades (orelhas)
Espiral (a)	107	Coluna vertebral
Estátua (a)	63	Extremidades (corpo)
Estrela do mar (a)	62	Extremidades (corpo)
Exploração (sensorialidade)	172	Paladar

F

Fabricação de mandalas	181	Mandalas
Faíscas (as)	74	Extremidades (olhos)
Folha dobrada (a)	49	Relaxamento
Folha dobrada (a)	100	Coluna vertebral
Ferro de passar (o)	68	Extremidades (rosto)
Flecha (a)	95	Cintura pélvica
Flor (a)	55	Respiração
Foguete (o)	43	Equilíbrio
Formas para desenhar (sensorialidade)	148	Corpo

G

Gato (o)	104	Coluna vertebral
Galinha que cisca (a)	84	Cintura escapular
Gandhi	101	Coluna vertebral
Garras (as)	69	Extremidades (mãos)
Geometria	182	Mandalas
Gesto (sensorialidade)	155	Tocar (mãos)
Gesto (sensorialidade)	161	Tocar (pés)
Girafa cansada (a)	112	Ginástica
Gorila (o)	111	Ginástica Não voluntária
Gota d'água (a)	93	Cintura pélvica
Gravador (o)	79	Extremidades (boca)
Gravura ou escultura (sensorialidade)	151	Rosto

H

Hélice (a)	106	Coluna vertebral
Hércules	110	Ginástica lenta
Hidroavião (o)	42	Equilíbrio
Higiene (sensorialidade)	174	Ouvir
Higiene (sensorialidade)	171	Paladar
Higiene (sensorialidade)	167	Sentir
Historinhas	124	Visualização

ÍNDICE REMISSIVO

I

Imagens simples	123	Visualização	
Imaginação (sensorialidade)	177	Ouvir	
Instrumentos ou acessórios	58	Respiração	
Irmão gêmeo (sensorialidade)	156	Tocar (mãos)	

J

Jogo de Kim (o) (sensorialidade)	155	Tocar (mãos)	
Jogo dos fios estendidos (sensorialidade)	179	Sentido cinestésico	
Jogo do telefone (sensorialidade)	174	Ouvir	

L

Labirinto (sensorialidade)	179	Sentido cinestésico	
Lagarto ao sol (o)	85	Cintura escapular	
Leão (o)	81	Extremidades (boca)	
Lembrança olfativa (sensorialidade)	169	Sentir	
Lembrança táctil (sensorialidade)	156	Tocar (mãos)	
Lembrança táctil (sensorialidade)	161	Tocar (pés)	
Lembrança visual (sensorialidade)	164	Ver	
Lembranças (as)	71	Extremidades (mãos)	
Língua de cobra	79	Extremidades (boca)	
Limpador de para-brisas (o)	72	Extremidades (pés)	

M

Macaco (o)	72	Extremidades (pés)	
Maçã enrugada (a)	67	Extremidades (rosto)	
Mandalas vivas	181	Mandalas	
Mãos (as)	117	Massagem	
Mãos coladas (as)	108	Coluna vertebral	
Mãos congeladas (as)	69	Extremidades (mãos)	
Mãos de espanador	70	Extremidades (mãos)	
Maquilagem (sensorialidade)	151	Rosto	
Marionete (a)	62	Extremidades (corpo)	
Marionete (sensorialidade)	158	Tocar (mãos)	
Marionete (sensorialidade)	162	Tocar (pés)	
Máscaras (sensorialidade)	152	Rosto	
Membros inferiores	114	Ginástica passiva	
Membros superiores	114	Ginástica passiva	
Mímica (sensorialidade)	147	Corpo	
Mímica (sensorialidade)	180	Sentido cinestésico	

ÍNDICE REMISSIVO

Mímica (sensorialidade)	154	Tocar (mãos)
Mímicas (as)	75	Extremidades (olhos)
Modelagem (sensorialidade)	148	Corpo
Modelagem (sensorialidade)	151	Rosto
Moinho de vento (o)	55	Respiração
Molinete (o)	86	Cintura escapular
Mosca (a)	74	Extremidades (olhos)
Mosquitos (os)	69	Extremidades (mãos)
Motorista (o)	43	Equilíbrio
Mudo (o)	80	Extremidades (boca)
Músculo (o)	36	Despertar
Músicos (os)	48	Relaxamento
Música (sensorialidade)	177	Ouvir
Mímica de canções e cantigas de roda	150	Rosto

N

Nariz (o)	118	Massagem
Na lua	63	Extremidades (corpo)

O

Objetos ou imagens mentais	58	Respiração
Observação (sensorialidade)	146	Corpo
Observação (sensorialidade)	164	Ouvir
Observação (sensorialidade)	171	Paladar
Observação (sensorialidade)	167	Sentir
Observação (sensorialidade)	154	Tocar (mãos)
Observação (sensorialidade)	160	Tocar (pés)
Observação (sensorialidade)	150	Rosto
Observação (sensorialidade)	164	Ver
Olhos	118	Massagem
Ondas (as)	41	Equilíbrio
Orelha dominante (sensorialidade)	175	Ouvir
Orelhas	118	Massagem
Origem (sensorialidade)	176	Ouvir
Ostra (a)	69	Extremidades (mãos)

P

Palavras de lembranças	122	Visualização
Passarinho adormecido (o)	85	Cintura escapular
Pássaro (o)	55	Respiração
Passeio de carro (um)	36	Despertar

ÍNDICE REMISSIVO

Pato (o)	97	Cintura pélvica
Peixe (o)	80	Extremidades (boca)
Pêndulo (o)	65	Extremidades (corpo)
Pequenas correntes de ar (as)	32	Recentração
Perfumes (os)	78	Extremidades (nariz)
Periscópio (o)	74	Extremidades (olhos)
Pés	118	Massagem
Pinça (a) (variantes ativas)	91	Cintura pélvica
Pinça (a) (variantes passivas)	92	Cintura pélvica
Pintinho (o)	65	Extremidades (corpo)
Ponte, (a)	93	Cintura pélvica
Posição (sensorialidade)	154	Tocar (mãos)
Posição (sensorialidade)	160	Tocar (pés)
Pregador de roupa (o)	108	Coluna vertebral
Praia (na)	48	Relaxamento

R

Rã (a)	96	Cintura pélvica
Raízes (as)	33	Recentração
Rei ou rainha do silêncio (sensorialidade)	175	Ouvir
Relaxamento	182	Mandalas
Respiração alternada	53	Respiração
Respiração completa	52	Respiração
Ratinho (o)	47	Relaxamento
Recortar (sensorialidade)	148	Corpo
Recortar (sensorialidade)	180	Sentido cinestésico
Recortar (sensorialidade)	152	Rosto
Repouso (sensorialidade)	180	Sentido cinestésico
Respiração em "elevador"	53	Respiração
Respiração em "escadinha"	52	Respiração
Respiração profunda	52	Respiração
Respiração de limpeza	53	Respiração
Retrato (sensorialidade)	51	Rosto
Reverência (a)	98	Cintura pélvica
Robô (o)	36	Despertar
Rolo compressor (o)	64	Extremidades (corpo)
Rosca (a)	106	Coluna vertebral
Rosto	117	Massagem

S

Saca-rolhas (o)	107	Coluna vertebral

ÍNDICE REMISSIVO

Salgueiro chorão (o)	64	Extremidades (corpo)
Sensações múltiplas (sensorialidade)	172	Paladar
Sensações múltiplas (sensorialidade)	155	Tocar (mãos)
Sensações múltiplas (sensorialidade)	161	Tocar (pés)
Sequência de imagens	124	Visualização
Sereia (a)	86	Cintura escapular
Sesta (a)	84	Cintura escapular
Simetrias (as)	33	Recentração
Situações vividas em outro lugar	123	Visualização
Soldadinhos (os)	69	Extremidades (mãos)
Sombra chinesa (sensorialidade)	154	Tocar (mãos)
Sonho (o)	48	Relaxamento
Suportes reais	122	Visualização

T

Tartaruga (a)	49	Relaxamento
Tesoura (a)	105	Coluna vertebral
Testes	182	Mandalas
Tigre preguiçoso (o)	90	Cintura pélvica
Tomada de consciência	58	Respiração
Trabalho do diafragma	59	Respiração
Trança (a)	85	Cintura escapular
Transparências (sensorialidade)	164	Ver
Trataka	76	Extremidades (olhos)
Trenzinho (o)	56	Respiração

V

Vai e vem (o)	111	Ginástica Não voluntária
Vela (a)	100	Coluna vertebral
Vela derretida (a)	111	Ginástica Não voluntária
Ver com os olhos fechados	48	Relaxamento
Ver com os olhos fechados	68	Extremidades (rosto)
Verbalização (sensorialidade)	154	Tocar (mãos)
Verbalização (sensorialidade)	160	Tocar (pés)
Vista longa (a)	76	Extremidades (olhos)
Vocabulário (sensorialidade)	146	Corpo
Voz (sensorialidade)	176	Ouvir

Z

Zoológico (o)	78	Extremidades (nariz)

Leia da EDITORA GROUND

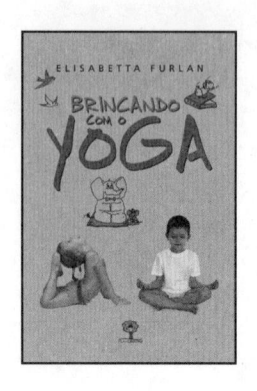

Brincando com o Yoga
Elisabetta Furlan

Neste livro, as técnicas do Yoga são apresentadas à criança de forma agradável e divertida, por meio de ilustrações repletas de senso de humor. O método pode ser usado por crianças de 3 a 10 anos.

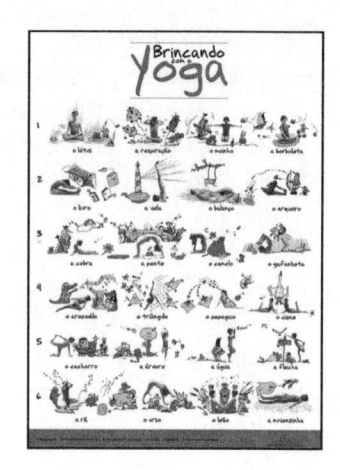

Acompanha um pôster colorido com todas as posturas.

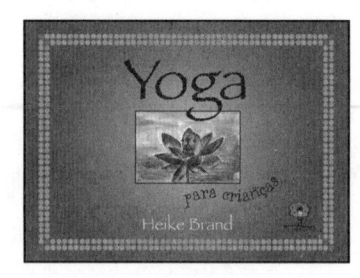

Yoga para Crianças
Heike Brand

O livro traz de maneira agradável e lúdica os fundamentos do Yoga voltados para o pequeno público. Também oferece apoio pedagógico para os Instrutores e estimula a reflexão do ponto de vista filosófico na aplicação das técnicas do Yoga.

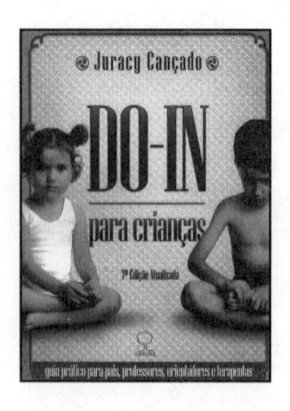

Do In para Crianças
Juracy Cançado

Ilustrado com inúmeras fotos e desenhos, esta obra informa minuciosamente sobre os pontos energéticos chineses desde a gestação até a fase escolar. São abordados todos os pontos de autotratamento que as crianças podem praticar, assim como o melhor momento para a iniciação.

Aprender brincando
Penny Warner

Além de inúmeras ideias para ajudar as crianças a desenvolver todo o seu potencial e ainda se divertir durante o processo, são abordadas atividades físicas criativas, tarefas de coordenação e equilíbrio, técnicas que promovem o desenvolvimento da linguagem e atividades próprias para desenvolver a capacidade de interagir socialmente, cooperar e dividir.

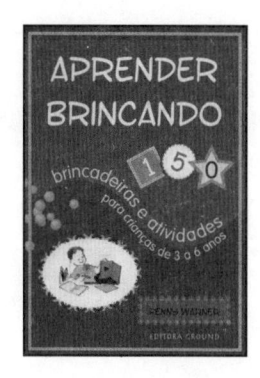

Brincadeiras para Relaxar (para crianças de 5 a 12 anos)
Micheline Nadeau

Este livro, cujo conteúdo abrange desde sugestões para o planejamento das atividades e instruções claras e ilustradas para cada brincadeira a estratégias e técnicas de embasamento, pode ser usado pelos pais e profissionais da área de ensino e esportes, e por todos aqueles que cuidam de crianças e jovens.

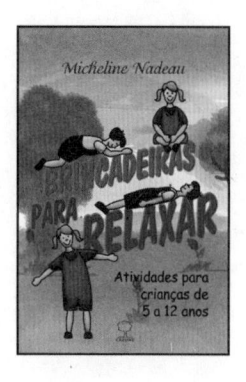

100 Jogos Cooperativos (eu coopero, eu me divirto)
Christine Fortin

Os jogos cooperativos favorecem o trabalho de equipe, a harmonia, a colaboração e a partilha. Este livro propõe uma centena de jogos, adaptáveis de acordo com o local, perfil e número de participantes, que podem ser aplicados nas atividades escolares, de recreação e lazer. Simultaneamente nos leva a repensar nosso posicionamento sobre a atividade física, o jogo e mesmo sobre a vida – por seu fundamento de participação de todos e êxito coletivo.

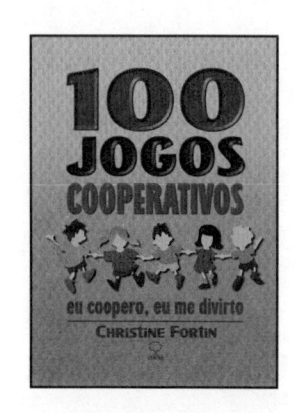

Impresso por :

gráfica e editora
Tel.:11 2769-9056